大展好書 好書大展

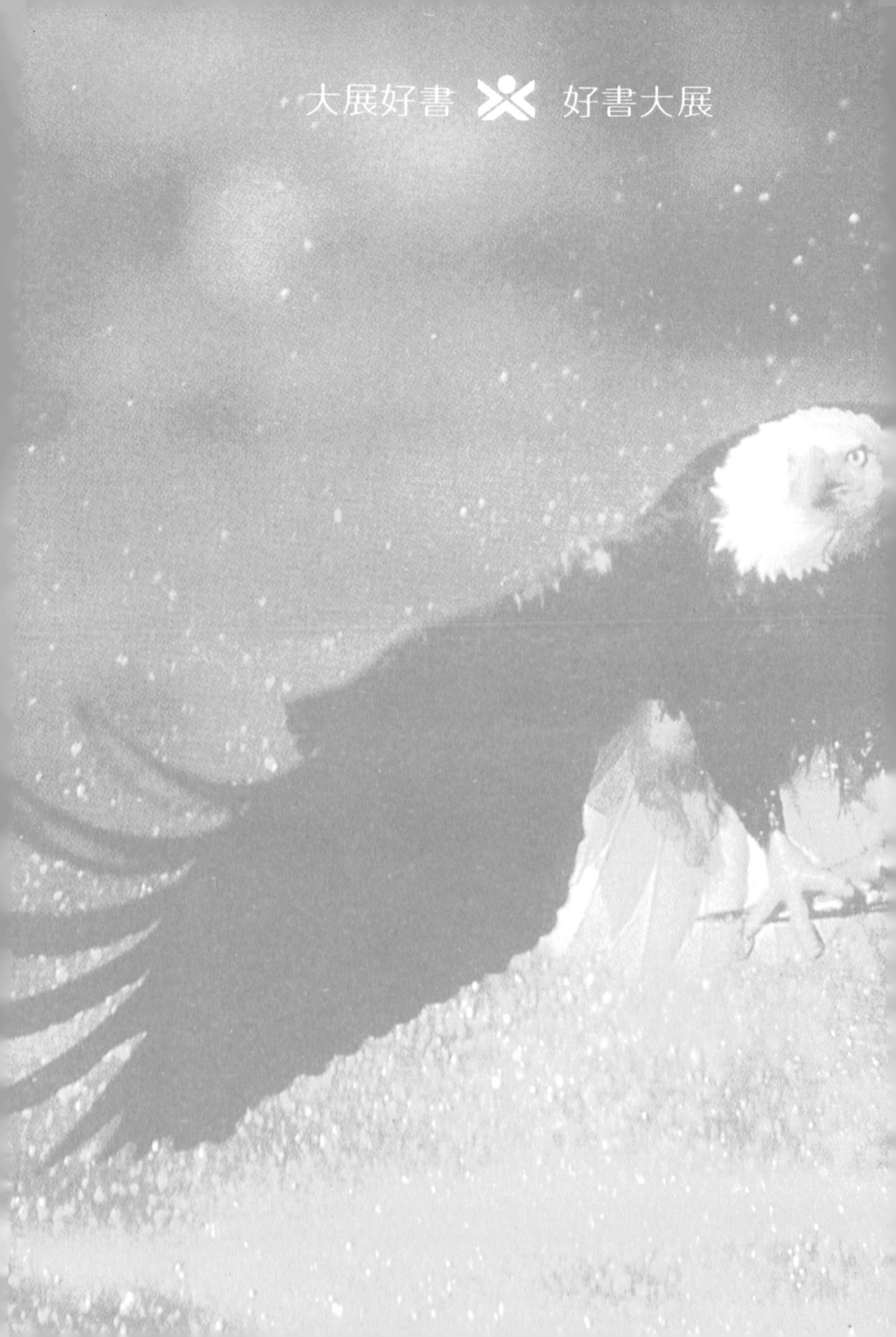
大展好書 好書大展

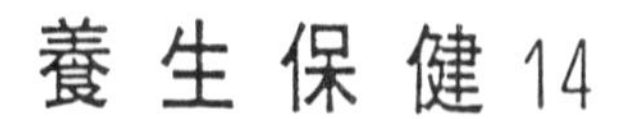

中國八卦如意功

趙維漢／著

大展出版社有限公司

前言

中國是「氣功」的故鄉，中國是「八卦」的故鄉。

中國在數千年的發展過程中，產生了輝煌燦爛的古代文化，「氣功」與「八卦」就是這輝煌燦爛的古代文化中的閃光的明珠，為世世代代的人民所熟悉和喜愛，曾為中國古代的物質文明與精神文明的建設，為形成中華民族的共同文化和共同心理做出了巨大的貢獻。

『中國八卦如意功』就是繼承和弘揚了中國傳統「氣功」與「八卦」文化的精華，堅持了物質第一性，結合現代科學與現代醫學（如生物學的拉馬克學說、達爾文的進化論、無線電學的場論、愛因斯坦的時空相對論、量子力學等原理）編創的。

它以練中脈為主，以練任脈為核心，形神統一，動靜相兼，在練功中能又快又不出偏地達到治病、健身、健腦、健美、開發人的潛在功能，提高人們的身體素質與精神素質的目的。

『中國八卦如意功』問世以來，已為數萬人學練，並造就了一批「氣功」人才，廣大學員與氣功愛好者都迫切要求將此功的功理功法及早成書，以便進一步學習、探索和發展、推廣，故我們將此書奉獻給氣功界與廣大讀者。

由於我們水平有限，祈望氣功界的朋友們與廣大讀者不吝賜教。

本書在編寫過程中，得到氣功界的朋友、廣大學員及人民體育出版社的同仁們的大力支持，在此一併表示感謝。

趙維漢

一九九二年一月三十日於北京

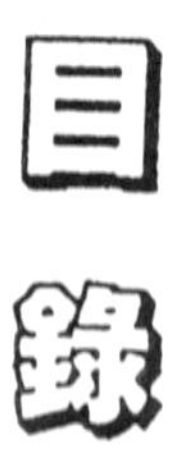

目錄

第二章　中國八卦如意功靜功

第三章　中國八卦如意功功理

第四章　中國八卦如意功若干問題解答

附錄

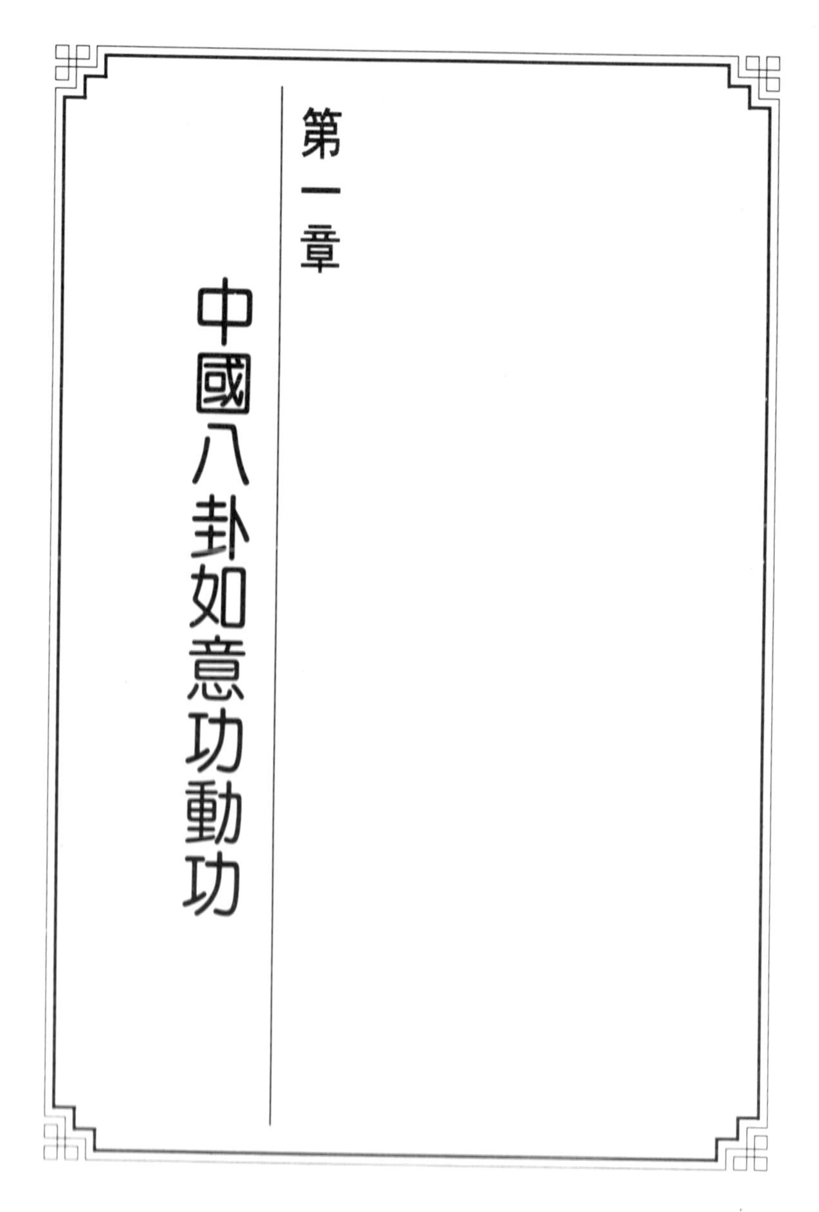

第一章
中國八卦如意功動功

第一節　功法簡介

中國八卦如意功是以練中脈為主，以練任脈為核心的功法。八卦如意功是在吸取了各家功法之所長，結合人體生理，參考了中國數術學的太極精微、圖數精微、陰陽精微、五行精微和大成捷要、易經、解剖學、中醫學、生物學的拉馬克學說、達爾文的進化論、無線電學的場論、愛因斯坦的時空相對論、量子力學等，總結出來的，對治病健身、延年益壽、開發智慧、開發人的潛在功能有較大的作用。

八卦如意功分動功和靜功。

動功分為五節：

第一節：河圖行氣。可以把死氣變活氣，由混沌變成太極。

第二節：洛書生神。可以變相剋為相生，由神歉到神足。

第三節：天地連通。可以變老氣為少氣達到返老還童，做到人的氣場與天地相連。

第四節：五行相生。可以把氣虛練到氣實，達到氣足精足神足，身強力壯。

第五節：三寶歸元。可以把天寶、地寶都收入丹田，反覆運轉，開發智力，練特異功能。

八卦如意功以練中脈為主，就像在縱橫交錯的河流中開一條大運河，起調節容納作用，防止氣機走極端。練好了中脈，又粗又壯，把上、中、下丹田連到一起，可以性命雙修。

八卦如意功收功在任脈上外導內行，對督脈是勿忘勿助，這樣可防止空運周天、病氣上頭，即便上了頭，也可以從任脈下降，防止出偏，防止病氣歸心。

八卦如意功在練功中以採為主，五行精氣神足，這樣氣不虛，膽氣壯，練功中不會受到驚嚇，失神少，睡覺中不易做惡夢。這在多數人的練功中已得到驗證。

八卦如意功在練功中的意境為似醉非醉，練功中每時都要意氣相抱、身體放鬆、精神放鬆，這樣產生氣感快，治病效果迅速，開發大腦產生特異功能快。這在人們的練功中已有體現。

八卦如意功強調氣的質量，在練功中全採宇宙氣，不提倡採生物氣。

患嚴重動脈硬化、出血性疾病、癔症以及心胸狹小、多疑又不愛聽別人勸告的人，不宜練此功。凡練八卦如意功的人嚴禁酗酒。

第二節　預備功和收功法

預備功：面向南方，鬆靜站立，兩腳與肩同寬，腳姿如意，全身上下放鬆。兩腿曲中求

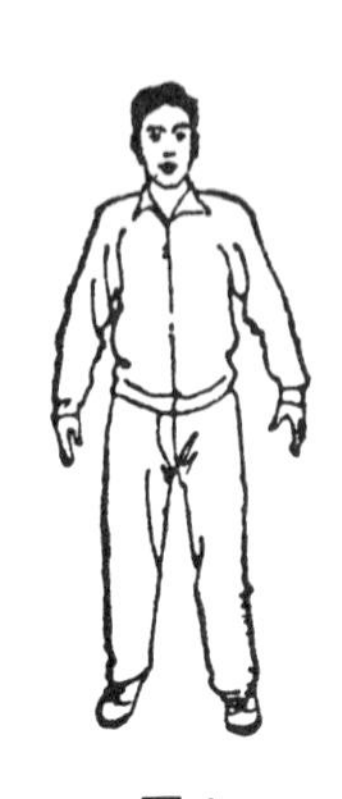

圖1

圖2

直，圓襠、鬆會陰。收腹、含胸、提肛。虛腋、鬆肘、鬆腕、舒指。百會、會陰、雙腳連線的中點做到三點成一線，達到中脈正。舌頂上腭，兩目平視，目光內收，似醉非醉（見圖１）。

首先，眉中外展幾下，排除雜念。意想頭頂上空有一種氣從百會沿中脈沉入下丹田，可反覆三次（見圖２）。

收功法：動功各節結束時分別都需作收功法。雙手外旋手心向上，邊上托邊向兩側分開，同時十指轉向外。左手托溫暖的紅日，右手托清涼的明月，頭頂是閃爍的北極、北斗星。

上托時要有重量感、冷熱感，頭頂有清爽感。雙臂慢慢托到頭兩側斜上方，手心相對，約距一公尺。再意想從左手吸進溫暖的陽光，右手吸進清涼的月光，從頭頂吸進清爽的北極、北斗星的一陽生玄天之氣，分別沿中脈沉到下丹田（見圖３、４）。

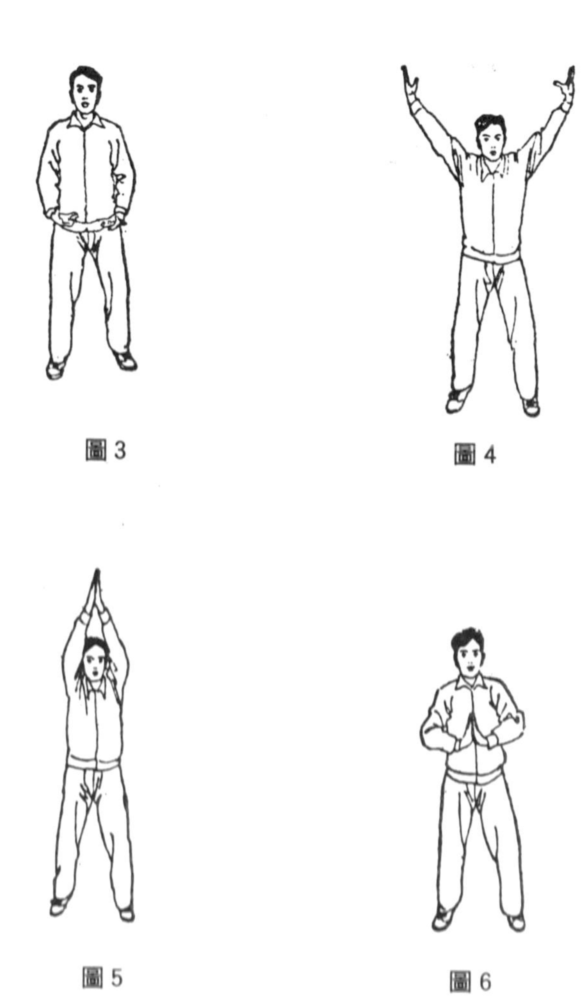

圖 3

圖 4

圖 5

圖 6

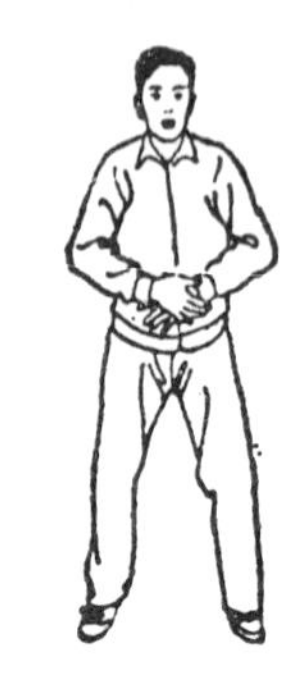
圖9

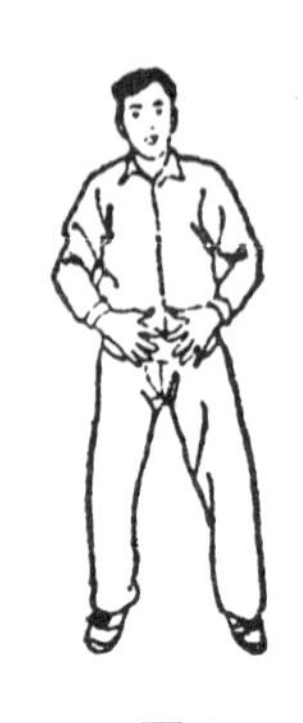
圖8

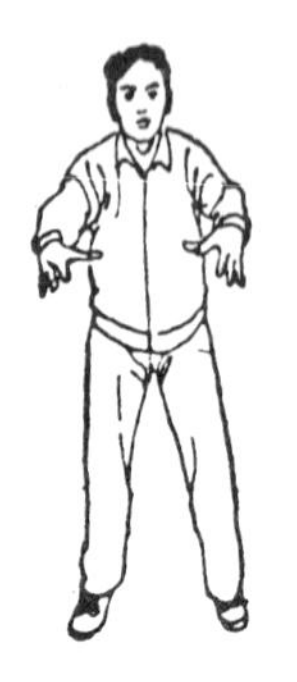
圖7

合掌，雙手沿任脈下降到腹前，外導內行（見圖5、6）。

雙手外旋，立掌向前推。翻手掌心向內壓，慢慢壓到距腹前約二十公分處（見圖7、8）。意想從左手吸進溫暖的太陽，從右手吸進清涼的月亮。

雙手重合，男性左手在裡，右手內勞宮與左手外勞宮相合。女性與男性相反。意想下丹田有一紅球左右微微擺動（見圖9）。

第三節　動功功法

河圖行氣功

本節功法按河圖方位和牛頓第三定律，先逆轉，氣沿頭部反轉順向進陽火，後順轉，氣沿頭部反轉逆向退陰符，濁氣沿切線方向甩出，百會補充鮮氣，壓擠身中氣向外

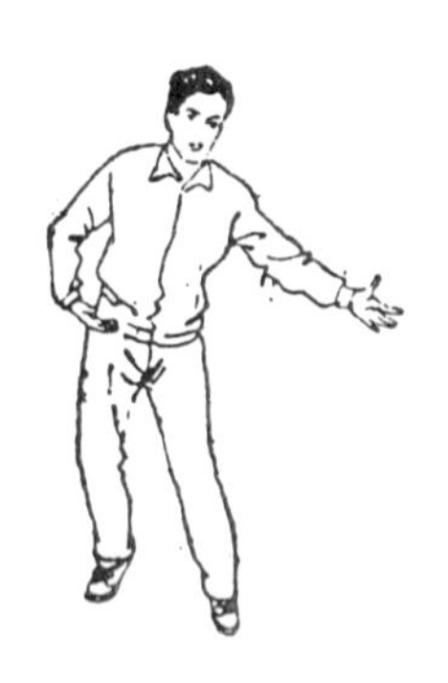
圖10

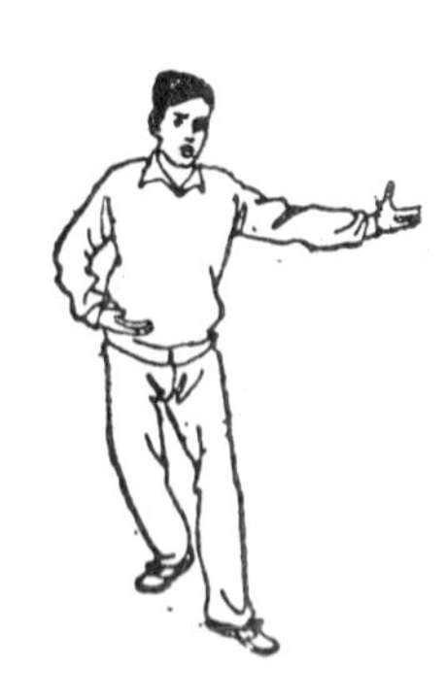
圖11

擴散。借甩出、擴散之氣的衝擊力，開十二正經指趾末端的經絡，練發氣能力。同時身體轉動把體外周圍的混濁之氣攪成漩渦，變成太極之氣，創造相對良好的練功環境，有利於下幾步功法鍛鍊。

本節功法對於先天不足、小腦有病未癒、較重的腦動脈硬化、眩暈症、低血壓較明顯者暫不適應。應練習八卦如意功其它幾節，達到一定治癒程度後方可練習此功。

河圖行氣功功法：

一、同預備功（見圖2）。

二、身向左傾，兩手抬起平腰，左手在前，右手指尖對左臂少海穴。邁出左腿，圍著原地逆轉九圈，直徑約二公尺（見圖10、11）。步要輕，落地盡量無聲，要體驗氣的衝擊，意想頂風走，身後拖影子，手指發脹時要適當抖動，偶爾要從上空自百會沿中脈向下丹田沉氣，使氣由裡向外擴散（見圖12、13）。

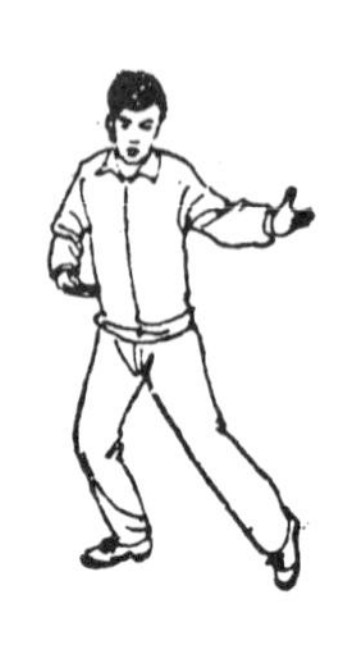

圖12

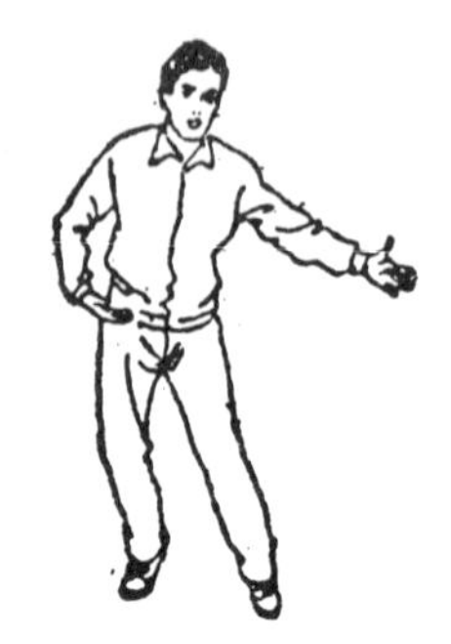

圖13

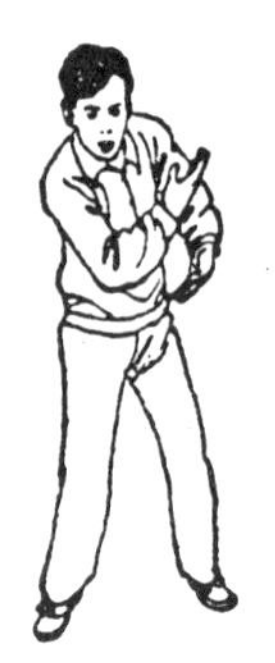

圖14

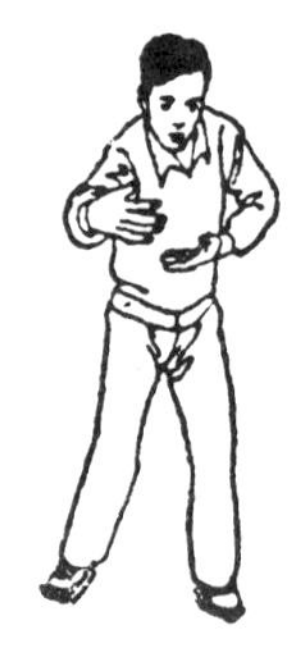

圖15

三、滿九圈後，從南往北沿逆太極魚線走過，同時穿掌，變右手在前（見圖14、15），左手指尖對右臂少海穴，走到太極圓北極之位，再順轉六圈（見圖16）。圈越走越小，大太極變成小太極，最後站在太極圓北極之位，面向北方，進行玄酒洗腦。頭芯和北方玄天之氣相接換氣（見圖17）。

四、按收功法收

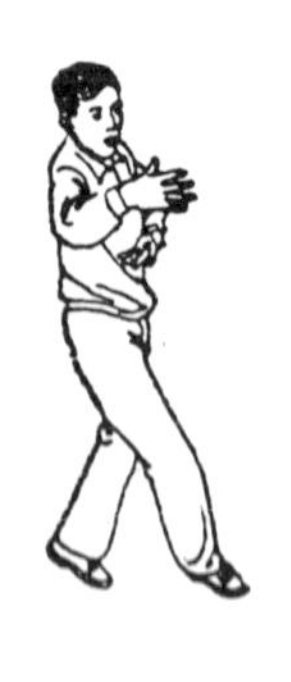

圖16

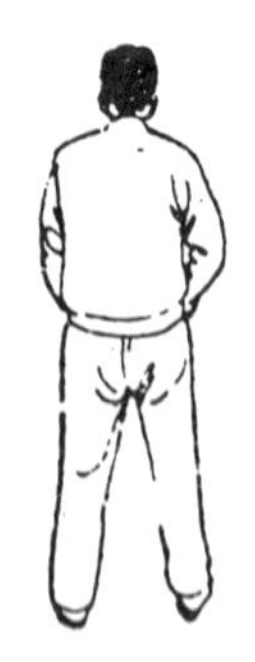

圖17

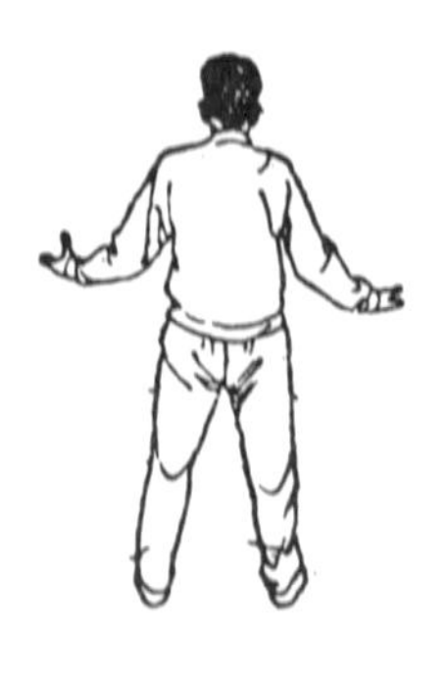

圖18

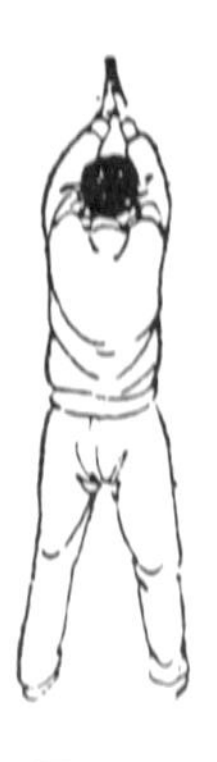

圖19

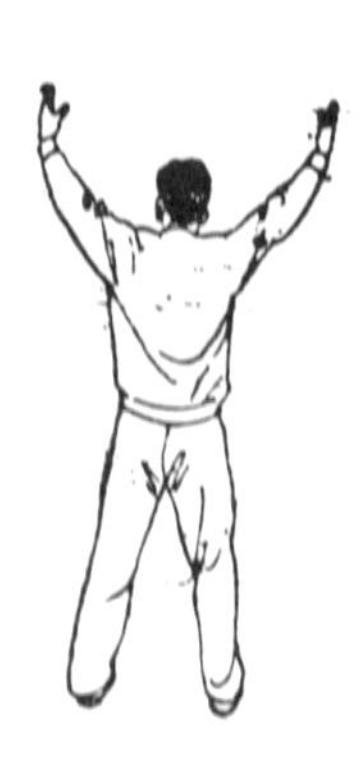

圖20

功（見圖18、19、20）。

五、向後轉，右腳向後邁出一步，左腳跟上，恢復面向南方，鬆靜站立。

功效：本節功法能快速開通十二正經末端經絡，鍛鍊十指能向遠距離定向、定點發氣能力。同時能減肥，使練功者達到身輕如燕、步履輕健、腿腳靈活，屬於輕功範疇。常練此功身似游魚，十指常射，能練出六脈神指，能遙距發功。

洛書生神功

本功法按洛書順相生規律旋轉開通百會、會陰之間的中脈，通過中脈常來往，保持陰陽平衡，水火即濟。下生陽、上生陰，否極泰來。通過腹前、胸前、頭前練外太極，感應下丹田、中丹田、上丹田形成內太極。通過外太極的氣的量子微粒越細、越密、越符合太極的鍛鍊，並壓入天目，沿中脈收入下丹田，達到頭腦淸醒，利於開天目。

本功法通過體內外轉太極，大大提高了氣的質量和密度。最後通過左手托日，右手托月的收功法，形成溫差電壓，促進身體細胞排列的有序化。

洛書生神功功法：

一、預備功同前。

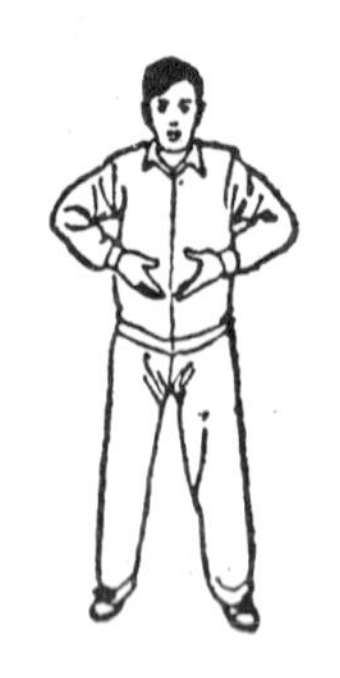
圖21

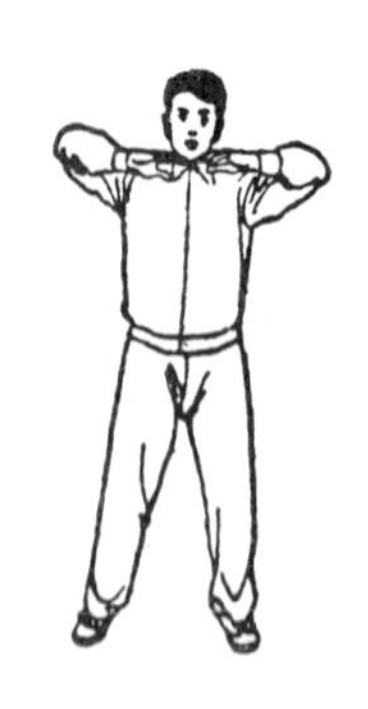
圖22

二、兩手由腹前輕輕托起到頭前，再內旋翻掌向下回到腹前。意想氣從會陰沿中脈到百會，再自百會沿中脈回到會陰（見圖21、22）。

三、兩手繼續從腹前托起到頭前，再內旋翻掌向下回到腹前，上下往返三次。上行時意想氣從會陰沿中脈逆轉左旋上升到百會，體內刮旋風。下行時意想氣順轉右旋下降，體內刮旋風。

四、身前練太極，感應內太極，通過天目，把練好的太極之氣收入下丹田，反覆三次。

1.腹前練太極：雙手內旋在腹前手心相對，約距九十公分（見圖23）。身擺手轉，先右手在上左手在下，再左手在上右手在下，待轉到右手再到上方左手返到下方時，已通橢圓線到胸前。意想腹前外太極轉時，下丹田亦轉（見圖24、25）。

2.胸前練太極：亦同腹前練太極。雙手左右間距約為五十公分，再轉到頭前，意想胸前外太極轉時，中丹田氣

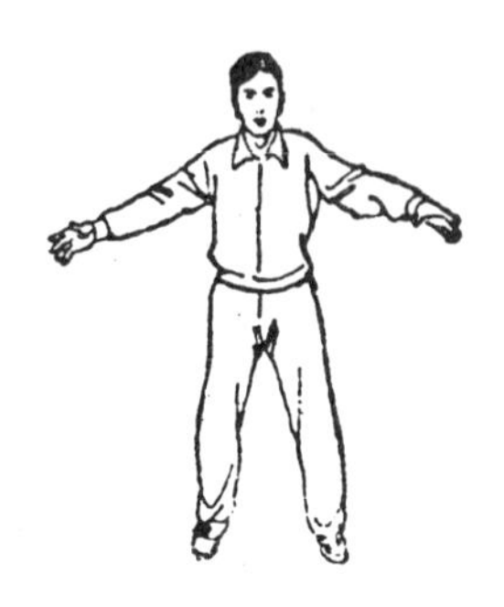
圖23

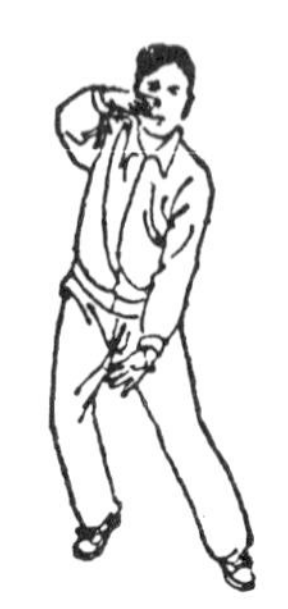
圖24

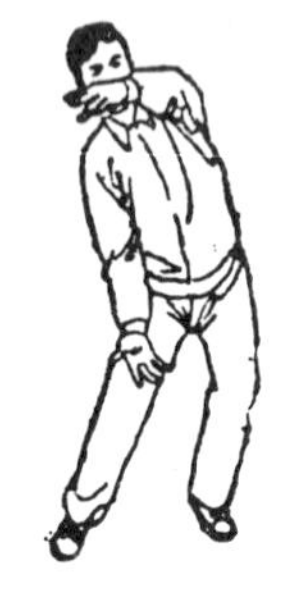
圖25

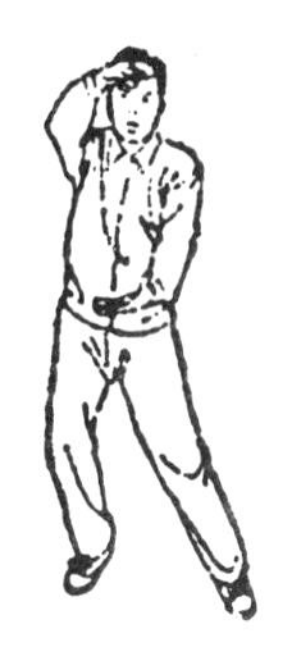
圖26

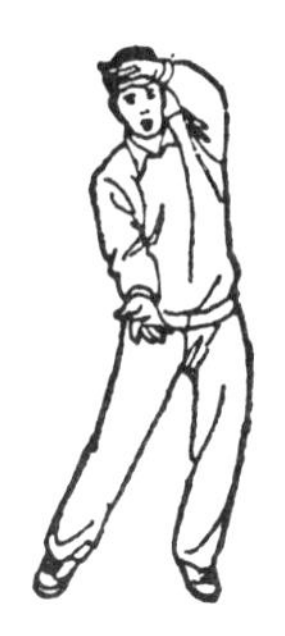
圖27

亦轉（見圖26、27）。

3.頭前練太極：亦同腹前練太極，但下手不低於印堂穴，雙手心相距約二十公分（見圖28、29）。當轉完太極時，恢復在頭前相對。意想頭前外太極轉時，上丹田亦轉（見圖30）。

4.壓天目：把練好的體外太極之氣從天目壓入。雙手內翻對著天目壓入，再雙手外翻從上方滑出再

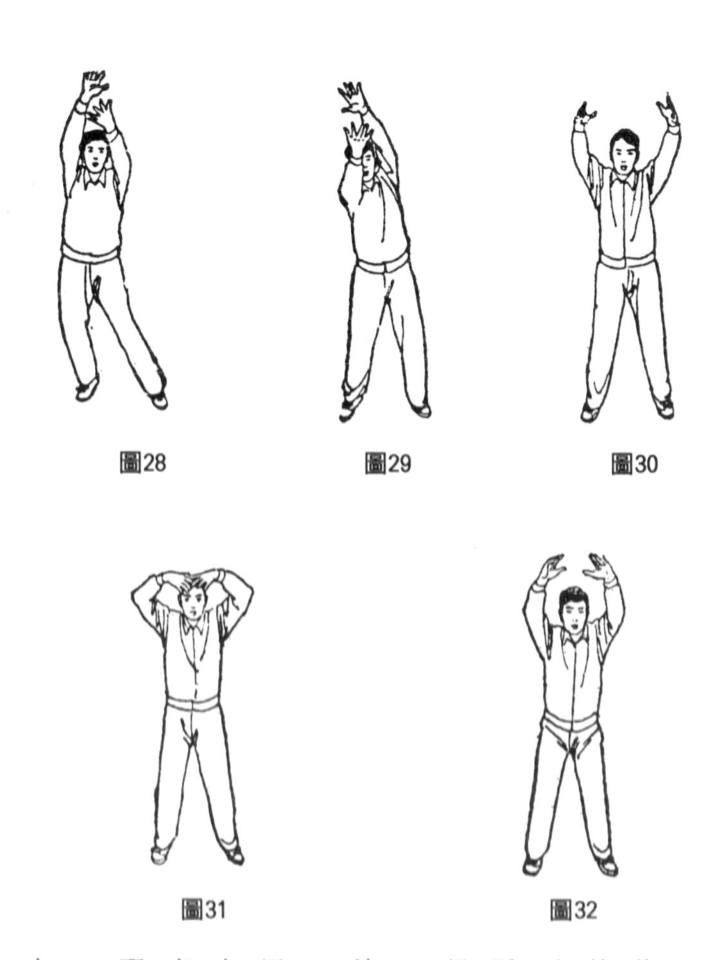

圖28　圖29　圖30

圖31　圖32

翻掌向天目壓入，反覆三次。最後雙手下壓到腹前，外導內行，意想從天目沿中脈導入下丹田（見圖31、32）。

五、按收功法收功。

功效：能開通中脈，貫通上中下三丹田，提高氣的質量。清醒頭腦、清天目，使體內進一步有序化，做到上

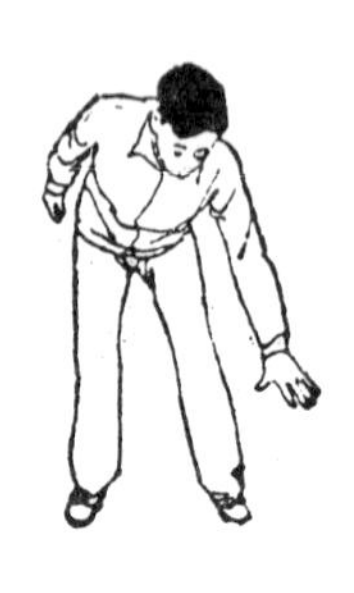
圖33

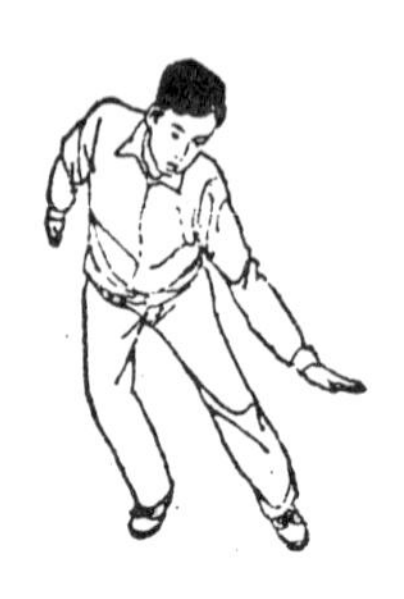
圖34

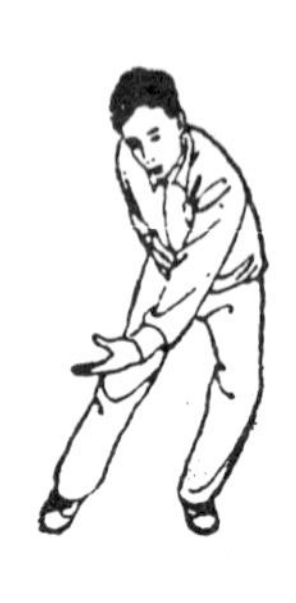
圖35

虛下實，降低血壓。本功法能使氣虛達到氣實，渾身有勁，中氣充沛。

天地連通功

通過身體左右擺動帶動單手、雙手擺動，意念接至無限遠的天根、地根。進一步開通十二正經，強化中脈，感應開奇經八脈。排除體表老陰老陽之氣，用中脈採回天根地根之鮮氣，擴散到體表，補充體表氣膜之氣。從裡往外達到氣場更新，促進全身清淨。

天地連通功功法：

一、同預備功。

二、彎腰伸出左手，指向地根。意想從地根引氣到掌心，身擺帶手左右擺動三次。要體驗阻力感（見圖33、34、35）。輕輕抓起，把氣帶起來，然後翻掌向上，把氣送往天根（見圖36、37）。再意想從天根引氣到掌心，身擺帶手左右

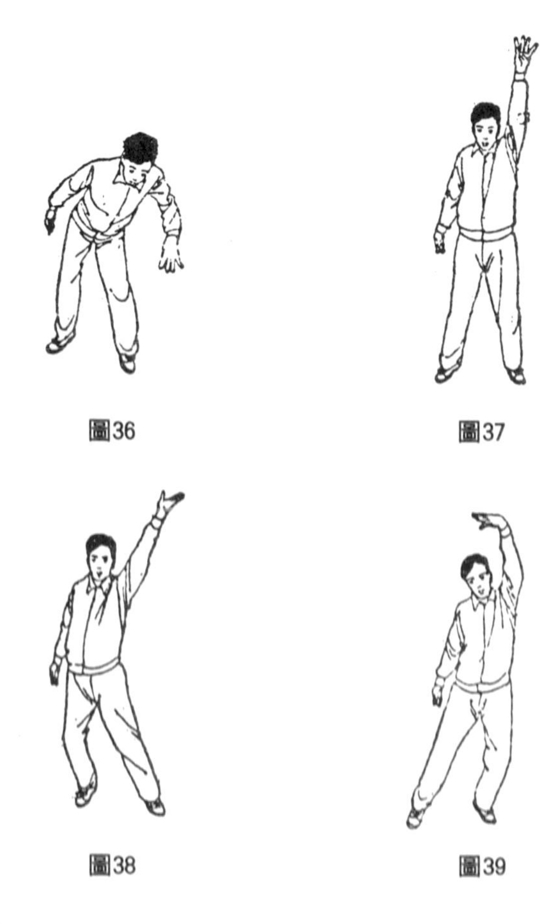
圖36　圖37

圖38　圖39

擺動三次，翻掌向下壓到膝前。意想把氣從前身、兩腿內側壓入地根。再把氣從地下採回來（見圖38、39、40、41）。把腰伸直，右手重複左手動作一次（見圖42、43、44、45、46、47、48、49、50）。

三、再彎腰伸出左手，指向地根，意想從地

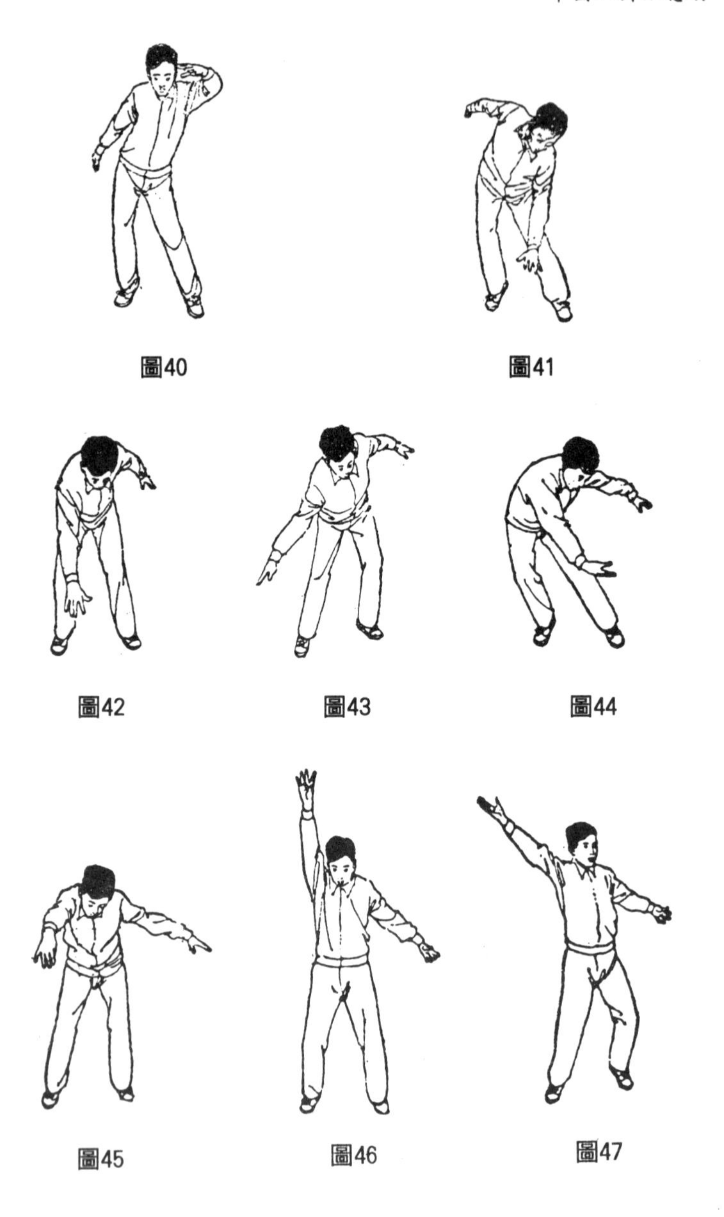
圖40 圖41
圖42 圖43 圖44
圖45 圖46 圖47

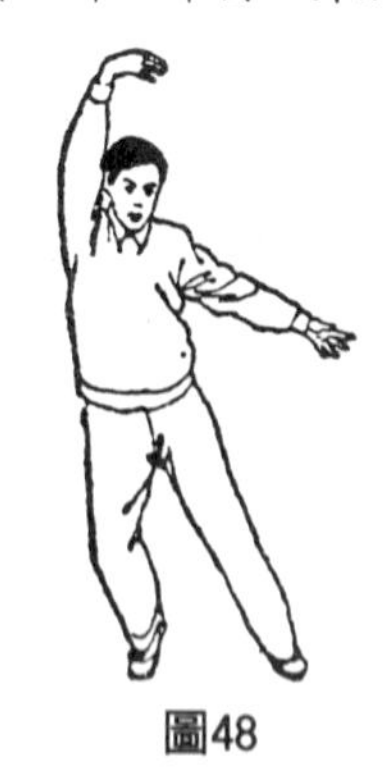
圖48

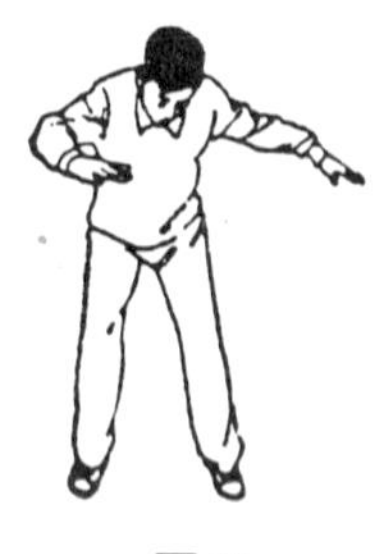
圖49

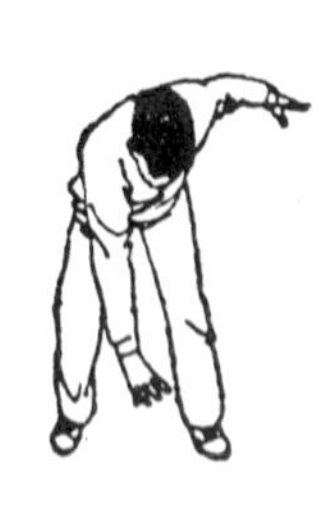
圖50

根引氣到掌心，身擺帶手左右擺動三次。輕輕抓起，把氣帶起來，然後翻掌向上，把氣送往天根。再意想從天根引氣到掌心，身擺帶手左右擺動三次。翻掌向下按壓到膝前，意想把氣從後身、兩腿外側壓入地根，再把地陰之氣採回來（見圖38至41）。把腰再伸直，右手重複左手動作要領一次（見圖42至50）。

四、再彎腰伸出雙手，指向地根。意想從地根引氣到掌心，身擺帶動手左右擺動三次。輕輕抓起，把氣帶起來，然後翻掌向上，把氣送往天根。再意想由天根引氣到掌心，身擺帶手左右擺動三次。翻掌向下壓到膝前，意想把氣由身體四周壓入地根。把地陰之氣採回來（見圖51至59）。

五、雙手內旋手心向上，沿身前托到頭前。再內旋變陰掌，手心向下壓到腹前，上下反覆三次。意想上行時氣從會陰沿中脈逆轉左旋到百會，體內刮旋風，下行時氣從百會沿中脈順轉右旋到會陰，體內刮旋風。

六、按收功法要領收功。

功效：本功法可迅速實現天地連通、氣場更新，使身體縱

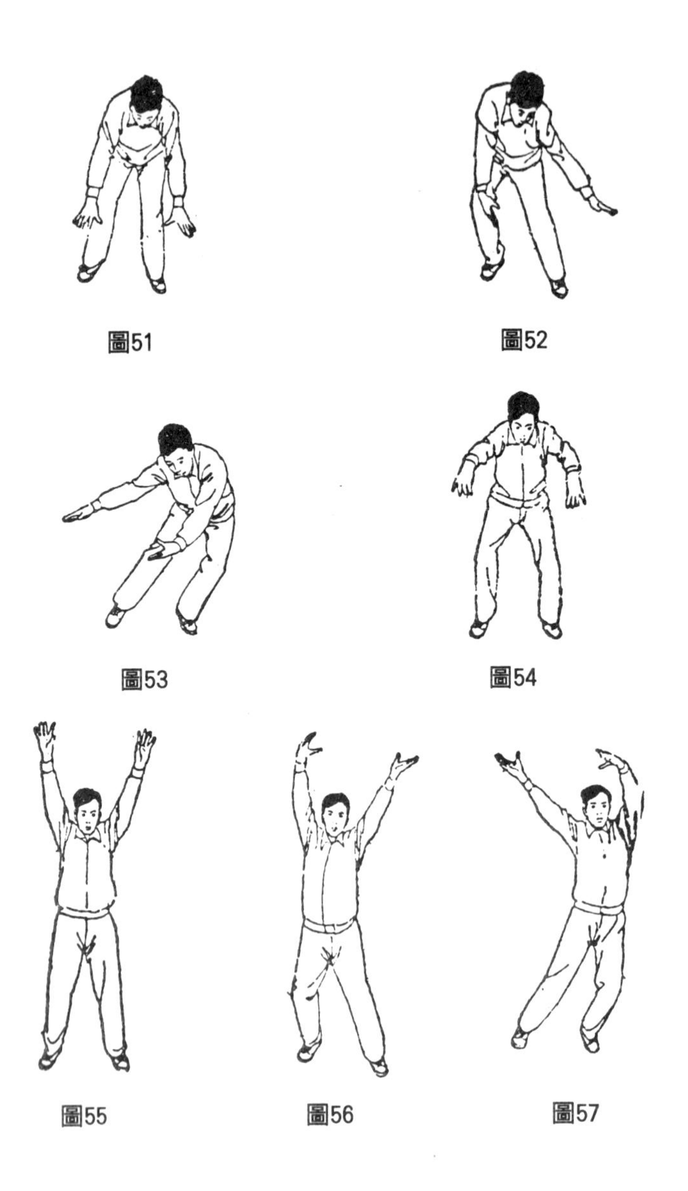

圖51 圖52

圖53 圖54

圖55 圖56 圖57

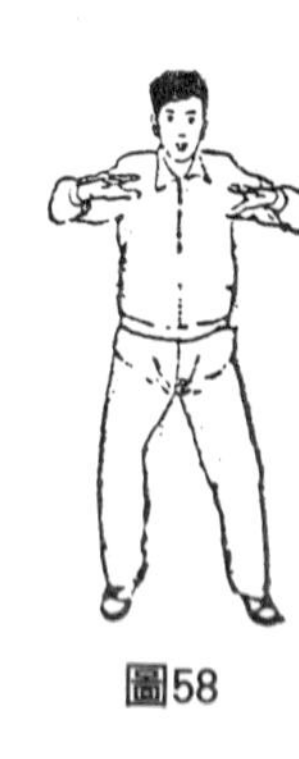

圖58

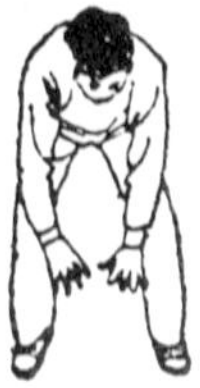

圖59

向有序化。能進一步達到上虛下實，排出腦中濁氣、開發智慧、增強記憶力。本功法對治療高血壓、健忘症、肥胖症、心血管病有顯著作用。

五行相生功

本功法利用五臟對應五行、五行相生規律進行鍛鍊，使五臟能直接吐納。練五種陰陽二氣，使身體各元件調節如意。由一般氣功進入神妙無比境界，使練功者的氣的品種多樣化，對氣的運用也由必然王國進入自由王國。

五行相生功功法：

一、預備功同前。

二、兩手輕輕移向身後腎區，手心朝前朝裡，意想腎收縮三次，身體邊蠕動邊使上內勁（見圖60、61、62）。把腎之濁氣壓向膀胱、尿道、大腿內側，從湧泉排入地根。

三、兩手移向肝區，手心朝向肝區，意想肝收縮三次，

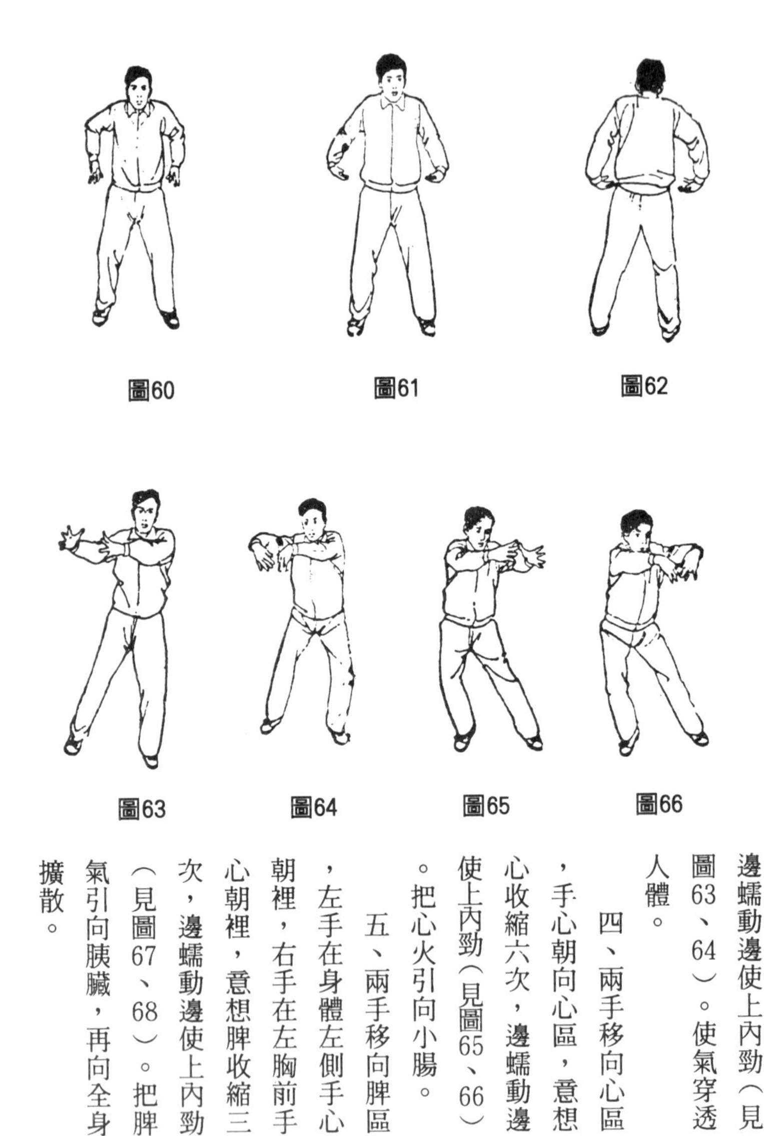

圖60　圖61　圖62

圖63　圖64　圖65　圖66

邊蠕動邊使上內勁（見圖63、64）。使氣穿透人體。

四、兩手移向心區，手心朝向心區，意想心收縮六次，邊蠕動邊使上內勁（見圖65、66）。把心火引向小腸。

五、兩手移向脾區，左手在身體左側手心朝裡，右手在左胸前手心朝裡，意想脾收縮三次，邊蠕動邊使上內勁（見圖67、68）。把脾氣引向胰臟，再向全身擴散。

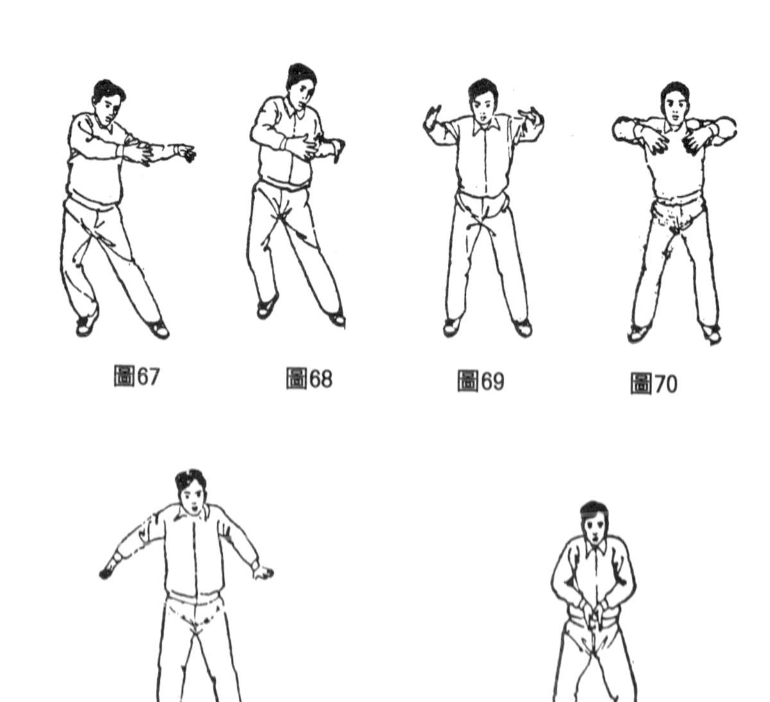

圖67　圖68　圖69　圖70

圖71　圖72

六、兩手移向肺區，手心朝向肺區，意想肺收縮三次，適當擴胸，邊蠕動邊使上內勁（見圖69、70）。使氣穿透人體。

七、兩手再移向腎區，意想腎再收縮三次，邊蠕動邊使上內勁（見圖71）。排濁氣同上(二)。

八、雙手在腹前手心相對，但不接觸，十指向下，意想兩腎之氣收到命門，再吸入下丹田（見圖72）。

九、雙手上托到頭前，再內旋變陰掌，向下壓

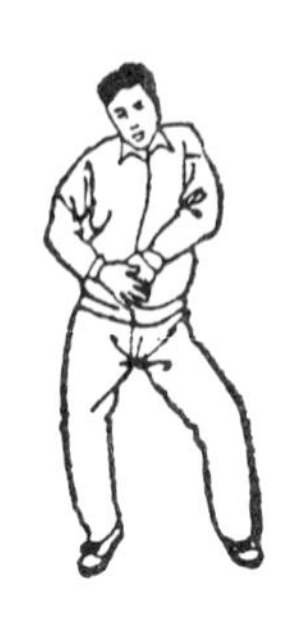

圖74

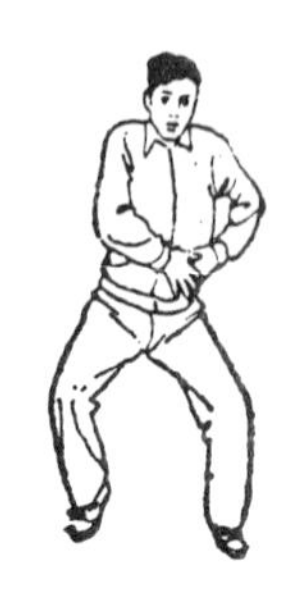

圖73

到腹前。意想氣從下丹田沿中脈到百會，再自百會沿中脈回到下丹田。

十、雙手內扣，揉小腹。先逆轉三圈，由小到大。再順轉三圈，由大到小，身擺似轉（見圖73、74）。

十一、雙手上托到頭前，再內旋變陰掌，向下壓到腹前。反覆三次。上行時意想氣逆轉左旋，體內刮旋風；下行時意想氣順轉右旋，體內刮旋風。

十二、按收功法收功。

功效：通過對五臟的氣功鍛鍊，能較快地治療腎炎、心臟病、肝硬化、肝炎、肺部感染、脾萎縮引起的消瘦病、頑固性頭痛以及與五臟對應的胃腸道疾病等。本功法對控制感冒、牙痛等有良效。對練出臟腑發氣、鍛鍊意念力有出奇的效果。能很快練成三花聚頂、五氣朝元，是練功的竅門。

三寶歸元功

通過對人身重要關竅百會、命門、天目的鍛鍊，加快河車

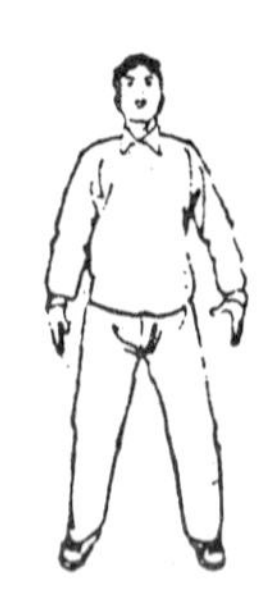
圖75

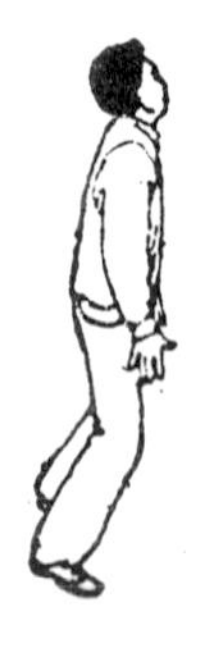
圖76

運轉，氣場更新，頭腦清淨，視屏廉潔，是初步的練神還虛功夫。通過對天寶日月星的反覆吸收，加強下丹田的實感和上丹田的虛感，使一陽一陰、一陰一陽的電位差增大，在中丹田形成增強的電輝即神光。

越來越強的神光促進丹光常明，神足不思寐，兩目炯炯有神，為練更高級功夫打下基礎。

三寶歸元功功法：

一、預備功同前。

二、頭向後仰，百會對著北極北斗星，反覆吸氣三～九次，沿中脈下行到下丹田（見圖75、76）。

三、身向前傾，命門對著北極星，兩腎對應北斗星，意想兩腎之氣沿命門——北極星為軸，逆轉九圈，再走陰陽魚交接線反向再順轉六圈，氣轉身擺似轉。再縮到一點吸入下丹田（見圖77、78、79）。

四、天目呑星轉泰山十八盤

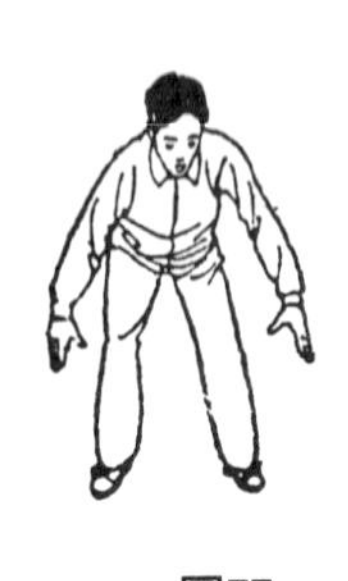
圖77

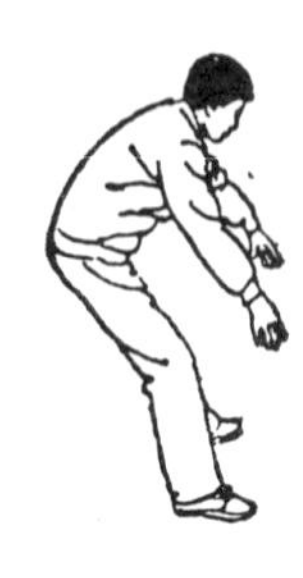
圖78

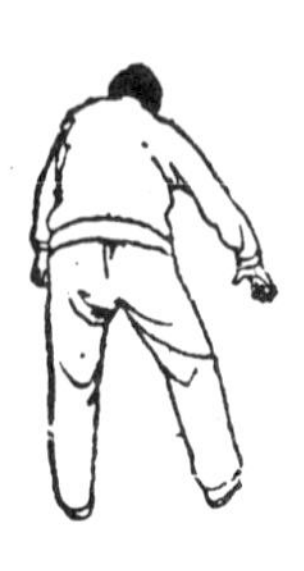
圖79

前六盤：上身左轉帶兩臂後伸，手心向上，與腰同平，十指向著北方，意想天目呑入北極北斗星。上身右轉，意想天目呑入北極北斗星。

上身再左轉，兩手漸抬高，與肩同平，意想天目呑入北極北斗星。上身再右轉，意想天目呑入北極北斗星。

上身第三次左轉，兩臂後伸，與頭同平，意想天目呑入北極北斗星。

上身第三次右轉，意想天目呑入北極北斗星。雙手隨身轉正變陰掌從頭前下壓到腹前，意想氣沿中脈沉入下丹田（見圖80、81、82、83、84、85、86、87）。

中六盤同前六盤。

後六盤仍同前六盤。

五、雙手上托從腹前到頭前，再變陰掌下壓到腹前，反覆三次。上行時意想氣從會陰沿中脈逆轉左旋到百會，體內刮旋風，下行時順轉右旋到會陰，體內刮旋風。

六、按收功法收功，反覆三次。然後用手搓搓腰、搓搓

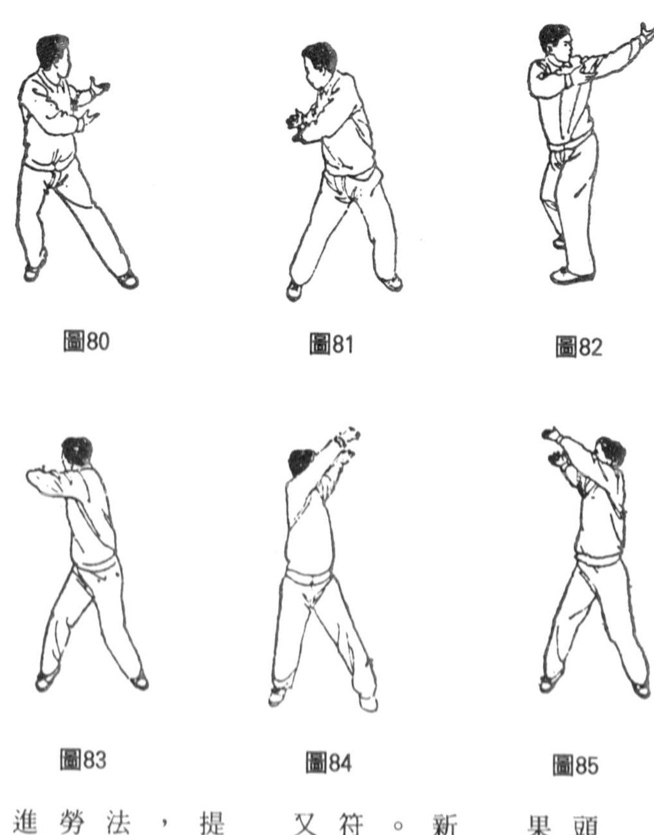
圖80　圖81　圖82
圖83　圖84　圖85

臉，動功全部結束。

功效：本功法對治療頭腦不清醒和腰部疾病效果顯著。

本功法是練功者進入新的境界鍛鍊的必備基礎。對練功升陽火過起退陰符作用，保證功夫穩步而又較快地上升。

本功法對開發大腦、提高智慧的作用尤其明顯，是腦力勞動者的良好功法。對延年益壽、解除疲勞效果很大。能較快地促進氣功新功能的產生。

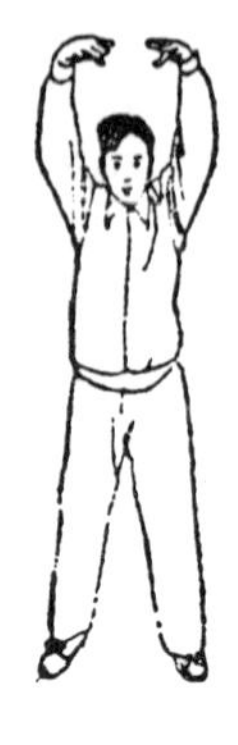

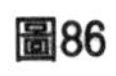

圖86

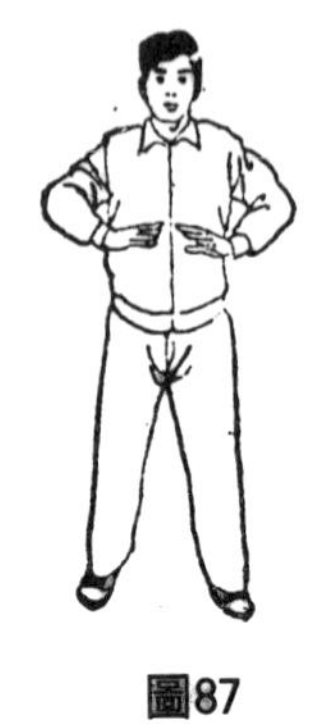

圖87

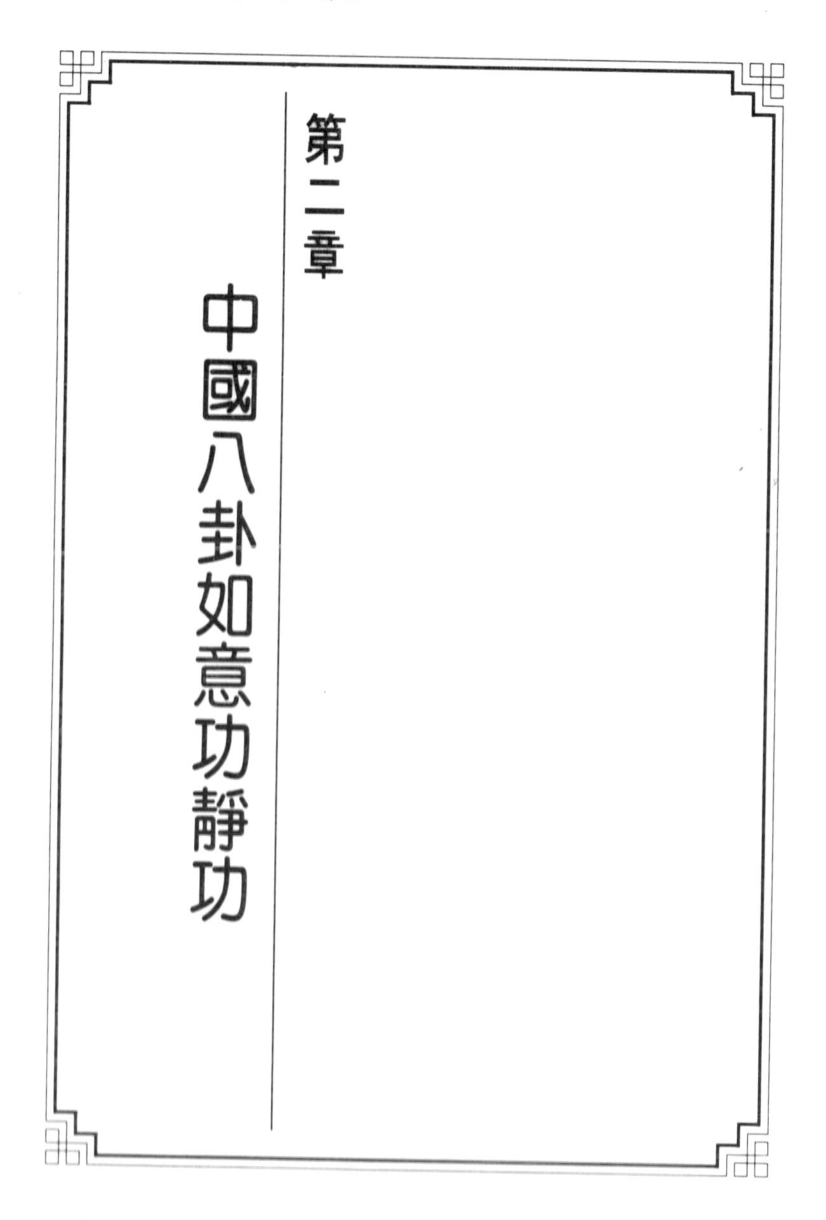

第二章　中國八卦如意功靜功

第一節　靜功功法

為練好靜功，我們首先要弄清靜功的概念：靜功是指形靜，即形不動或形與意念不統一的功法，是任何功法不可缺少的內容，也是氣功進入高層次的必然階段。靜功主要是練神的，所以也可叫神功。

靜功與動功的區別是：

動功：是任何功法的初級部分。包括無意念的動功，是練形的，以忘神為主，是沒有意念意守的功法，以健身健美為主要目標；有意念的動功，是練形也是練神的，以忘形為主，是通過動作外導內行，使意念與動作互相統一的練功方法。以健身健美又健腦為主要目標。性命雙修的功法屬於本範疇。八卦如意功動功就是有意念的動功。

靜功：是任何功法的相對高級部分。練功中沒有任何動作要求。

八卦如意功靜功包括調理靜功和陰陽靜功，分別介紹如下：

1. 調理靜功

本部分靜功是給初練功者、老弱病殘人練功設計的。因為很多人練功在不到時機時，過早地練靜功，不但不能健身，相反地會造成病狀加重，甚至走火入魔，從而走入偏差。特別有些人好追求開天目、開天眼，與所謂「神仙」對話，夢求「神仙」教功，搞人為辟谷，追求信號，追求開大、小周天，結果是空運周天，拔苗助長，欲速則不達。八卦如意功要求練功者不盲目、不野蠻練功，要求練功者把健身武器掌握在自己手裡，不要相信什麼救世主，要相信科學，要有唯物主義觀點。

(1)動功靜練：行走坐臥時，在保證安全的前提下，可以想一想八卦如意功動功的動作，或全部、或片斷，這可以練領神能力。

(2)意念動功：行走坐臥時，可以想從胸腺之上的任脈旋出一個人出去練八卦如意功。但要注意以下幾點：

第一，旋出去必須旋回來，從氣海入下丹田，達到上虛下實。

第二，旋出去選擇環境，要考慮水火既濟，不舒服時可換一個環境。

第三，旋回來充分收回，以防神虛。

(3)坐式、雙手向下式：

坐式可採取自然坐、自然盤、單盤坐，不提倡雙盤坐。雙手可扶在膝蓋上，舌頂上腭，可意想鼻尖吹氣入下丹田。吸時無意，呼時有意。排出胸頭之實，入臍為實，達到上虛下實。對大、小周天勿忘勿助。偶爾可想一想足趾尖、湧泉冒病氣、濁氣。偶爾可想中脈上接天、下接地，中脈可適當橫擺，可適當旋轉聚氣。

2. 陰陽靜功

本部分靜功是在練功有一定基礎，當右手能發月亮氣，左手能發太陽氣時可練。

(1)左手向下，右手向上式：其它同調理靜功(3)，右手對五臟發月亮氣，調五臟功能，不舒服時說明右手氣不純，為相剋之氣，勿用。

(2)左手向上，右手向下式：其它同調理靜功(3)，左手對六腑發太陽氣，調六腑功能。不舒服時說明左手氣不純，亦為相剋之氣，勿用。

(3)雙手向上式：其他同調理靜功(3)。雙手對大小腦發太陽、月亮之氣。呈陰陽氣。對大腦刺激腦垂體分泌，利於開發大腦，對小腦易刺激松果體，利於睡眠。發氣速率很有關係。陰陽交而成虹霓，陰陽怒而成風，陰陽激而為雷，有響聲。

第二節　靜功的作用

在上一節，我們已介紹了動功和靜功的區別，至於它們之間的關係，我們將在下文中論述，由此我們也就能更深地體會到靜功的作用。

1. 靜功是動功的輔助

練動功和練靜功的第一個目標是健身、健美、健腦。任何一種功法如果違背了以上三項中的一項，都不是完美的。但影響一個人的健身、健美、健腦的因素是非常複雜的。八卦如意功結合中國數術學、河洛之說、先後天之說、陰陽五行之說，也結合了現代科學，從細胞開始探討影響人健身、健美、健腦的重要因素，所以初級的靜功和動功同時練習，可達到相輔相成的效果。

八卦如意功的靜功的意念動功，首先從運神、調藥、排病氣、排邪氣、排濁氣開始。動功靜練在動作與意念不協調狀態下練運神運氣能力，使神氣按意念想哪到哪。隨著功夫加深，可以指揮不純正之氣轉移到對身體影響較小的地方，或達中和或達到制化，甚至可以做到病藥，鍛鍊自身。

八卦如意功靜功，是本身用意練氣調藥的，加深練功的效果。把上面不需要之氣運出去，到水火既濟的虛空去練制成太極化，再從氣海回入下丹田，達到上虛下實效果，也是初級練神還虛功夫。

八卦如意功雙手向下式靜功，能達到上虛下實，淨化內氣，既調了藥又練了功的目的。既能促進靈感，又能增長功力，甚至提高抗病邪的能力。既能氣足，又能神足。神不偏陰也不偏陽，所以又防偏。八卦如意功靜功與動功是相輔相成的。

2. 靜功是動功的提高

任何一種功法，動功都是基礎部分，靜功都是相對高級部分。八卦如意功陰陽靜功是八卦如意功動功的相對高級部分。

陰陽靜功是在八卦如意功動功有一定基礎之後，把五臟六腑練得比較純，左手能發太陽氣，右手能發月亮氣之後方可練習。

陰陽靜功右手月亮氣可以調理五臟，左手太陽氣可以調理六腑。五臟氣足可以五氣朝元，滋養大腦，六腑氣足可以出五彩祥雲護佑自身免受邪氣、病氣、濁氣侵入。雙手同發太陽月亮氣，實現坎離交、陰陽交之氣調理大小腦。調理大腦，可以開發大腦，提高記憶力、分析力、判斷力，產生初步氣功功能。調理小腦，可以提高運動功能，利睡眠。雙手之氣掃描大腦皮層，可高度開發智慧，開發觸覺功能、嗅覺功能、味覺功能、聽覺功能、視覺功能，利於實現五覺通，利於產生透視功能。

3. 靜功是實現高級氣功功能重要練功形式

功夫是無止境的，就是你實現了遁形、遁物功能，也不等於到了頂點，任何功夫的練出，都是與開發大小腦有著極密切關係的，而氣功鍛鍊又是同看不見、摸不著的物質打交道的。八卦如意功由於練中脈，以練神為主，速度快，所以提出以下幾點注意事項：

①加強功德修養

對於功德，從古至今都是一再強調的，而功德又是非常難於做得盡善盡美的。功德高的人容易放鬆，容易出功夫，也容易獲得老師、獲得幫助。極端自私自利，追求物質享受，如同別人比高低、背後搞小動作、疑神疑鬼、吹牛皮，把功夫吹到天上去，對別人要求刻薄，嫉妒心強，出了點功夫就顯得十分了不起，都影響出上乘功夫。

②要有事業心

練功目的要明確，練功第一為健身，第二為人民服務。如果有的人練功還沒開始，就想達到什麼境界，追求物質享受，那功夫就難於練成。

③堅持唯物觀點

這是一個嚴肅的問題，往往有一部分練功者，出了點功夫，就把自己吹得神乎其神，總是把功夫炫耀得使別人不可理解，以顯示自己的深不可測，甚至說什麼「大仙下界」，什麼「大仙附體」，接受什麼「大仙」指示……不一而足。他們不是為了宣傳氣功，往往把氣功送進死胡同，他們自己也會曇花一現，最後不了了之。我們對一些氣功現象儘管有時解釋不清，也不要以唯心觀點來對待。

④循序漸進觀點

任何功夫都不是一天練成的，如開天目，必須五臟六腑的氣純淨到一定程度，大腦開發到一定程度才能做到，此外，還牽涉到許多其他方面的因素。

有一部分練功者，追求三天開天目，五天開天目，聽說誰能給他開天目，馬上捨大價錢，甚至不惜下跪等，夢寐以求開天目，結果一再上當。

社會上有些人追求經濟目的，不惜誇大其辭，不負責任的宣傳氣功萬能、本人萬能，什麼病都能治，實際他什麼病都不能治。有些人因此上當受騙，甚至出了偏，這種教訓是不少的。練功不是一天練成的，如果三天能開天目，那開天目就不是特異功能了，就變成了常規功能。所以要求八卦如意功的愛好者，要實事求是，首先治好病，功夫練到家，功能也就自然會產生了。

⑤學習觀點

八卦如意功強調練中脈，以練神為主，氣感來得快，有些現象也出得快。所以要求練八卦如意功的同道們在不追求的前提下，要加強理論學習，如中西醫理論、氣功理論，同時要多向別人學習，取長補短，做到不盲目、不野蠻練功。

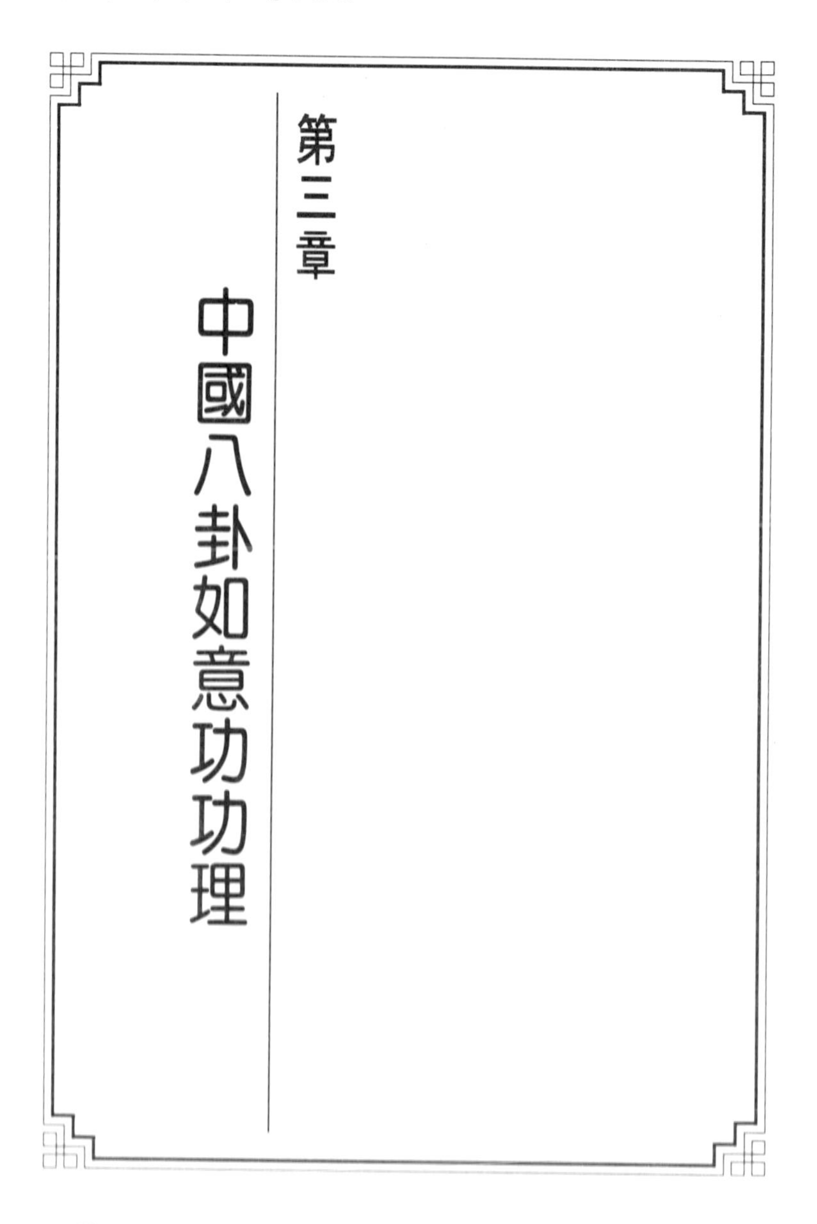

第三章 中國八卦如意功功理

第一節　功法原理

洛書生神功原理

一、中脈的概念

1.中脈是八卦如意功的練功核心，中脈是功夫脈、神脈，先天並沒有這條脈，只有特殊功法才練這種脈。

2.中脈的位置在百會、會陰之間。

百會——兩耳連接至頭頂中點，為人身陽極，是接天陽之氣的重要穴位。

會陰——兩腿中間，二陰之間，為人身陰極，是接地陰之氣的重要穴位。

中脈在督脈之前，任脈之後，不左不右。

中脈上接宇宙星空，下接地球另一面宇宙星空。古人在總結練功經驗時還不知道地球是圓的，是整個宇宙很小的一部分，所以，只考慮地球上面的宇宙星空，只利用了宇宙信息的一半。八卦如意功根據現代科學，已注意到地球另一面的宇宙星空，這樣可練出全宇宙信息，練功的速度、效果、感覺是大大不一樣的。

中脈是旋轉的，按右手螺旋定則進行。無論機械、武器或者武術都是旋轉力量大，氣功也如此。如颱風、龍捲風，所以力量大就是有旋轉的力量。氣功有旋轉要領當然出功快。八卦如意功的中脈，能極快練出，通過電磁感應而練出大小周天，既快又安全。

中脈是可變的。八卦如意功的中脈沒有固定模式，可粗可細，可彎可旋，這樣就極容易進入四維空間，就容易練出還虛功夫。

中脈氣講質量。任何物質都有質量要求，氣有好氣、病氣、濁氣、廢氣。好氣也是相對的，有一個質量要求，只有越細小，越密，越符合太極，才能打破太極見玄玄之氣，方符合八卦如意功的要求。才能「小而無內，大而無外」，方能在無中生有之處開玄關，方能練出平常之人意想不到的功能。

中脈顏色是可變的。八卦如意功強調陰陽五行，自然顏色有變化，而且變色是可以如意的，能根據需要而變色，能把氣功的必然王國變成自由王國。

二、洛書的概念

1. 洛書的圖形與畫法口訣

戴九履一、左三右七、二四為肩、六八為足、五居中央（見圖88）。

2. 洛書的發現

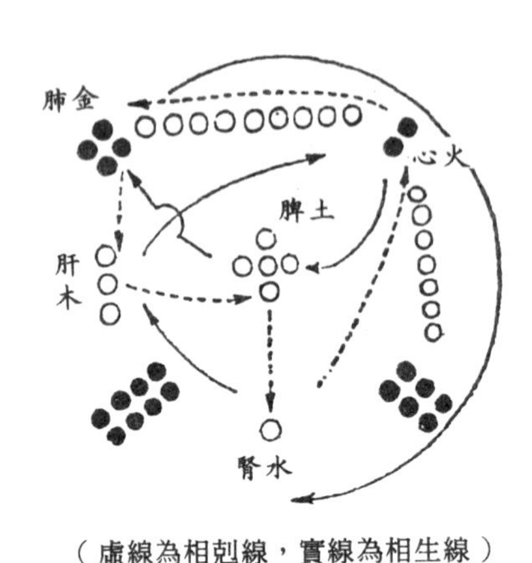

（虛線為相剋線，實線為相生線）

圖88　洛書圖

洛書是在大禹時代於洛水見靈龜托書，經中華民族的祖先總結出來的，是代表生物包括人後天氣（從生到死）運轉規律的文化。

3.洛書的規律和性質

①單數為陽，雙數為陰。

②一、二、三、四、五為生數，六、七、八、九為成數。

洛書中間五變虛位與河圖比差十，所以人的壽命不能與天齊壽。每天需飲食，滿足天五生土，地十成之，達到後天補先天。烏龜背是圓的，像天，所以可以長期不食。人高度開發大腦，方能少吃、不吃，達到先天返後天。

③洛書四十五數加河圖五十五數等於一百數。

④洛書主後天氣，主人從生到死氣的變化規律。後天氣也叫生氣、活氣。

⑤後天氣運用規律為逆相剋。因為有剋必然出

現優生和自然選擇，促進生物進化。相剋中也必然危害自身。

三、洛書生神功對洛書規律的變通

洛書生神功在中脈上按右手螺旋定則，體內刮旋風，變相剋為相生，撥慢生物鐘，達到生之為生，生中有剋，剋之為剋，剋中有用。

每一個人生下來之後，體內五臟六腑、四肢百骸，在運轉中會產生各種各樣的分泌物，有些分泌物互相無害，有些分泌物互相有害，這就存在著矛盾。體外宇宙場同樣，五運六氣的變化，周圍環境的影響，如噪聲、微波等，其他人或生物放出的分泌物的氣分壓物等，也會產生有利或有害的影響，有害的一面說明也存在矛盾。

人就是在自身和周圍的矛盾中求得生存。求易，一部大易，逆中求成，即易，逆數也。人在逆中求易過程中總有一定規律，一定周期，西方人也在計算人的生活節奏。中華民族的祖先總結出一套規律，求大運法、小運法，計算每個人生下來之後，幾年有一劫。意思是每一個人據自身狀況多少年容易有一場病的威脅，經過幾場大病，最後一場大病難於過關，即在劫難逃，數在其中。

這樣每個人對自身一生的身體狀態，可以有為掌握自己的運轉規律。從現代科學觀點來看，有一場病，就會產生一定抗體，人抗體能力增加了，經過幾個數量級的增加，人的剛性也增加了，任何事物都有一個反面，剛性增加，脆性也增加。

例如，生鐵很硬，彈性也最差，一延展就折斷。人年老了，剛性增加一定程度也就過剛必折。有很多人練功只注意陽剛之力，而不注意陰柔之力，所以有很多體育健將，往往內臟不行。美國有名的排球健將海曼就是一個教訓。

八卦如意功結合古人的經驗、現代人的教訓，在練功中可用陰柔之力在體內刮旋風，變相剋為相生，把大病的周期性延長、減緩，達到延年益壽。洛書實線為人為地相生，虛線是天然地相剋。通過中脈旋轉，大於成小，感應身體其餘各個局部，這就是洛書在延年益壽方面的新作用。

四、神的科學觀念與神的運用

幾千年來，由於科學技術手段的限制和人的認識的侷限性，神的觀念在人的頭腦裡烙印很深。在醫學語言中也經常提到神，如神足、神虛、精神狀態等等。在氣功術語中更提到神，如練氣化神、練神還虛、精氣神等等。

八卦如意功的神的概念是：神為陰陽之間的弧光，是物質能量的一種表現形式。細胞呈一定有序化之後，必有陰陽極，陰陽極之間電位達一定程度，中間必發光。每個人都有一定的密碼，神也不一樣，所以神也有其性質：

1.神隨細胞結構不同有不同的頻率，且是可變的。

2.神有流動性。受到外場影響產生反作用力。在一定範圍外場越強，反作用力越大。

3.神對毒物有敏感性，如酒醉之人神則不安。

4.神對形的主宰性。

神的變化是多維的，不受距離、顏色等的限制，可以穿牆過壁。形的變化是三維的，受距離、速度等的限制，不能入火，不能通過屏障。神的變化與形的變化是不統一的。練功就是求形與神的統一。統一程度越高，功夫越高。

八卦如意功在練功中極為重視對神的鍛鍊。每一個動作中都強調克服阻力而練功，使本身對外場影響產生越來越大的反作用力。反對酗酒而安神，對飲食的需要自發地不愛吃某些肉類，強調不偏食，以保持統一的頻率，不受動物信息的影響。對神的消耗要適可而止，防止神虛。在日常生活中防止外場影響，不受導引，防止癔症。練八卦如意功的人都膽大，不易產生控制不住的自發功，就是神足的緣故。

天地連通功原理

一、陰陽的概念

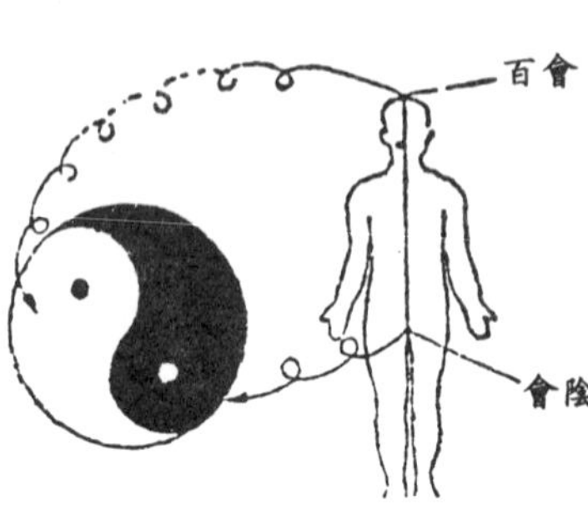

圖89　天地連通圖

陰陽即是一個事物的兩個方面，天地是宇宙最大的陰陽。人通過練功，能同宇宙最大的陰陽連通，能同宇宙場共振，即能達到最上乘功夫。通過練功開了中脈，形成人的陰陽極之後，與宇宙必練出一個無形之連線連接，這就是天地連通。

自從形成宇宙以來，在宇宙中除混沌部分以外，任何事物都有陰陽。

陽：天、大、白、明、好、正確、熱、上、男、百會、督脈、下丹田、實。

陰：地、小、黑、暗、壞、錯誤、冷、下、女、會陰、任脈、上丹田、虛。

二、陰陽的性質

1. 陰差陽錯

陰差陽錯是人的一句口頭禪。當事物發生了陰差陽錯的時候，就產生了失誤。空間變化中要把握住時間變化就不會出現差錯。

馬王堆西漢帛書《黃帝內經》中說：「其時贏而事絀……其時絀而時贏……聖人不巧，

時反是守……當斷不斷，反受其亂……天予弗取，反隋以央……取予不當，流之死亡，天有環刑，反受其央……毋失無極，究數而止……贏絀變化，反將反拖。」

時空變化中的時間機遇是多麼重要，時刻要重視機遇，機不可失，失不再來。一個人的機遇是很有限的，當身體允許的時候，遇有學氣功的大好時機，一旦錯過，出了差錯。當身體不允許的時候，想學沒人教，同沒有真才實學之人學獲得不了真東西，解決不了自己的疾患。而功夫不是一天練出來的，到時就難於逃脫重病到來影響生命的劫運，這樣的先例是不少的。

陰為陰，陽為陽，陰見陰則差，陽見陽則錯，「時贏而事絀」。任何氣功都有不同的特點，選擇不當，仍然逃脫不了「取予不當，流之死亡，天有環刑，反受其央」。百會為陽，督脈為陽，下丹田為陽，練功不遵守客觀規律，追求開天目，追求大小周天，結果空運周天，拔苗助長，欲速不達，造成精神病而出偏。

會陰為陰，任脈為陰，上丹田為陰，練功不講科學，不量力而行，野蠻練功，不講氣的質量，以為氣越熱越好，結果練成氣熱乎乎，沒有信息，甚至練成心臟病、腦血栓。所以練氣功者一定要注意陰陽，千萬不要出現陰差陽錯。

2.陰爭陽撓

陰爭陽撓是陰陽矛盾鬥爭的原理。《素問・陰陽別論》中說：「陰爭於內，陰撓於外。」

《素問·瘧論》說：「陰陽上下交爭，虛實更作，陰陽相移也」。「陽併於陰，則陽實而陰虛……陰氣逆極，則復出之陽，陽與陰交併於外，則陰虛而陽實……併於陽，則陽勝。併於陰，則陰勝」。

練功者如何利用陰爭陽撓規律促進練神的效果，又防止向相反方向轉化是非常重要的。八卦如意功要求上虛下實，下丹田擺動紅球，上丹田之陽併於下丹田之陽，使下丹田陽實，使上丹田陰虛。促進靈感，功力同時上升。左手托日，右手托月，常用右手發氣，亦為此。

3. 陰和陽會

《淮南子》說：「陰陽相接，乃能成合」。

《春秋天命苞》說：「陰陽聚而為雲，和而為雨，陰陽凝而為雨，陰陽合而為雷，陰陽激而為電，陰陽交而為虹霓……陰陽怒而為風，亂而為霧」。

練功中陰和陽合貫串在每一節動功和靜功、玄機神功中，收功中尤其如此。陰陽合德而卦生，生丹，產生新事物。但要防止亂而為霧，無序化，久之出現新的混沌。在氣中強調旋轉其意義可想而知。

4. 陰腐陽焦

陰是靜的，靜止就會腐爛，死水一潭就會腐爛。陽是動的，運動又是昇華。陽又是火，旺火成堆，就會燒焦。所以練功要注意，流水不腐，文火不焦。

《淮南子》說：「積陰在沉，積陽在飛」，陰氣過重，就會腐敗產生變質的沉澱。火溫過高，產生熱量的飛失，走向自己的反面。不常運動的人易長囊腫、腫瘤。運動過火，易得心臟病、易患血栓。數術學經常提到度，也就是注意適度。做任何事情要防止向相反方向轉化。

三、卦向的轉變

1.八卦的概念：《釋名》說：「畫，掛也，以五色掛物象也」。《正韻》說：「卦，畫也」。畫就是卦象，也是規畫。八卦也是八畫。

《玉海》說：「伏羲氏畫八卦，是謂先天有圖象，而未有書」。

《漢書・五行志》說：「伏羲……受河圖，則而畫之，八卦是也」。高昌絹畫中書伏羲女媧手拿著規矩表示畫像。就是伏羲根據河圖、洛書制定八卦、八畫、八索。表示任何事物都會產生出圖像、象徵。象徵有了滋展，產生了數術。

人通過練功，按易逆數規律，也會產生象徵，有滋展，按數術規律進行，以求達到否極泰來、延年益壽效果。

2.八卦的卦象

宇宙象徵　天　風　火　澤　山　水　雷　地

人的象徵　父　長女　次女　三女　三子　次子　長子　母

3.八卦重疊

《難易尋源》說：「八卦因而重之，為六十四卦，是之謂小成，其易象是有一定變化規律的。」

如乾卦☰與坤卦☷重疊，乾上坤下為否，坤上乾下為泰。也可以形容一個人練功的象徵。

4.練功的否卦向泰卦的轉化

5.否極泰來

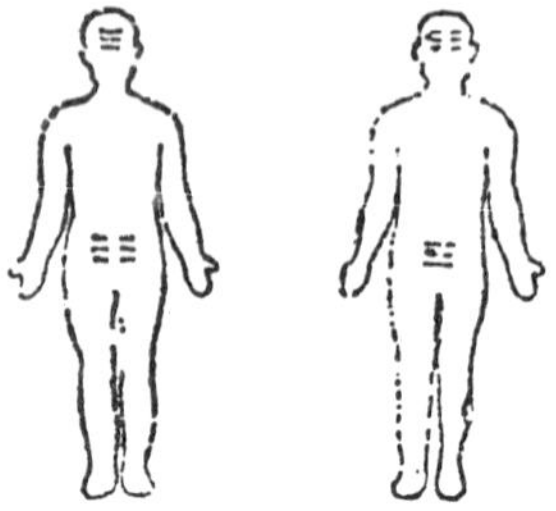

泰卦　健康人卦象

否卦　病人卦象

圖90

①否卦䷋。乾上坤下，乾陽向上，坤陰向下，上實下虛，頭不能思維，足不能行路，頭重腳輕，正是「日薄西山，氣息奄奄，人命危殘，朝不慮夕」的境界。如果人處在這一境界，認真練功，百會會陰常來往，上生一陰，下生一陽。上由乾變巽下由坤變震。

②益卦䷩。巽上震下，巽為風，震為雷。象徵著被風吹動的木船，利涉大山，上卦乾損一陽添一陰，下卦坤損一陰添一陽，則損上益下。頭有風開始清醒，足有點動啦。但身體仍然很弱，好像重病之人剛痊癒一樣，還需調藥。使上卦巽變為坎，使下卦震變為離，進入未濟卦。

③未濟卦䷿。離上坎下，離為火，上升，坎為水，下降。水火不交，心腎不交。但未濟含既濟，中間四爻坎在上，離在下，為小坎離交，小心腎交。此時，頭開始能思維，足走路較穩。但必須繼續調藥。上卦變離為兌，下卦坎變為艮。

④咸卦䷞。兌上艮下，上卦兌為澤，為少女喜笑無心，下卦艮為山，為少男，好勇無謀。而咸正是感勇無心，為無心感應。是自發功狀態，時好時壞，所以繼續練功，百會會陰常來往，上卦又生一陰由兌卦變成坎卦，下卦又生一陽由艮卦變成離卦。

⑤既濟䷾。坎上離下，坎為水，離為火，進入坎離交，水火既濟，心腎相交，身體比較健康了。頭開始冷靜，不亂說了，足有能量，走路不乏累啦，但既濟卦會未濟，中間四爻是離上坎下，水火不交。所以必須調藥，上卦坎變為震，下卦離變為巽。

⑥恆卦䷟。震上巽下，恆者久也，長男長女，陽剛陰柔，夫妻和美，風因雷而強，剛柔相應。氣功武術達到此境界，也是上乘的徵兆。對於一個人來講，練功到此境界，元精充沛，語言鏗鏘有聲，聲音空空的，聽起來也十分舒服。走路如風，有的像飛一樣。

但此時靈感不強，功力不大，繼續百會會陰常來往，上卦又生一陰，下卦又生一陽，向更高階段轉化。

⑦泰卦䷊。坤上乾下，天地相交陰陽相交上虛下實。陰陽相簿而呈虹霓、雷電，開始出現神光。上虛，形成靈感，下實形成功力。但任何事物沒有頂點，繼續練功，把氣的質量

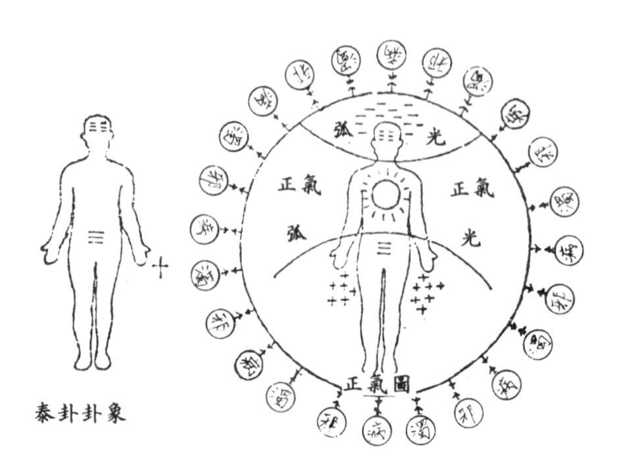

圖91　天地連通階段

練得更細，密度更大，更符合太極，甚至能打破太極進入天地永泰，天地連通，與宇宙場共振，遙感宇宙信息，進入天眼通、天耳通、他心通、宿命通、神境通、漏盡通階段。

⑧天地連通階段（見圖91）。

進入天地連通之後，上丹田通過會陰接近了宇宙陰場，下丹田通過百會接近宇宙陽場與宇宙共振。使內氣極純，細小得趨向小而無內，密度又達到了理想程度，意念能指揮小而無內之氣，不受阻擋地把功能達到大而無外。量變到質變必然產生一般人所看不見的功能。

此時體內極純之正氣，必然與體外相對的病氣、濁氣、邪氣相冲，在體外形成光圈，天眼開的人可見到。體內之氣，陰陽交，必然形成弧光，中脈也發光，會出現許多美妙景象。

練功者達到此境界，會出現特殊的舒服感，

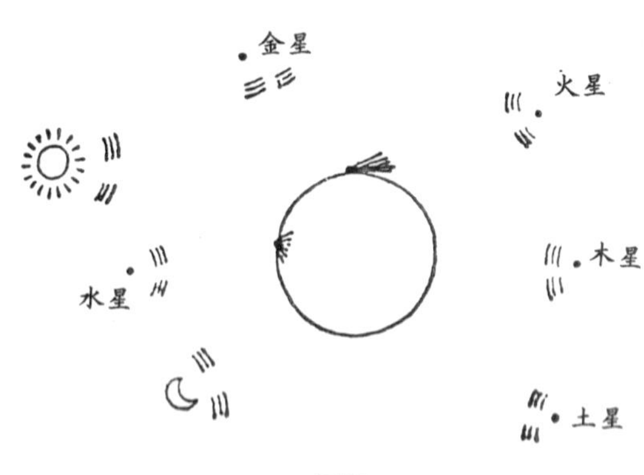

圖92

這種舒服感沒有練功的人是享受不到的。此時大腦高度受到開發，聰明透頂，意念力極強，所出現的功能，不是一般人所能想像到的。

五行相生功原理

一、五行的概念

《易系辭》說：「天數五、地數五，五位相得，而各有合」注云：「天地之數各五，五數相配，以合成金、木、水、火、土」，《三命通令》說：「五行者，往來乎天地之間而不窮者也，故謂五行」。

從宇宙來看，對地球、對人的生命影響最大的除太陽、月亮（陰與陽）之外，還有離地球較近的五大行星，水、金、火、木、土星（見圖92），而天王星、海王星、冥王星離地球較遠較小，練功中沒有考慮在內。

人從母腹中生下來之後受天地人各方面影響，形成原始信息。原始形態變化，受從宇宙來的光量子壓力，對原始空白細胞加上宇宙原始信息，按彗星效應進行。一生中發生形態和器質變化。

由於影響的複雜性，所以一個人一個樣，沒有絕對形象相同、思維相同的兩個人。對於任何一個人，受宇宙及其他影響不同，產生的運轉規律也不同，有的人易生病，有的人不易生病……對於一個練功者來說，應充分了解自己，發揚其有利的因素，克服其不利因素，使自己對自身身體的健康，大小腦的發育和生命力盡量控制在自己手裡。

如何用宇宙場的五行因素和周圍的五行因素調理自己，對任何練功者都是非常必要的。這就是五行相生的要求。

二、五行的規律

1.五行生剋

生：《玉篇》說：「產也」，也就是說五行相生是產生、資生、助長的概念。它以河圖順相生方向進行，水生木，木生火，火生土，土生金，金生水，水又生木，循環運行。

剋：《說文・徐鍇》說：「能勝此物，謂之剋也」。也就是說，五行相剋是剋定、克服、致勝的概念。它以洛書逆相剋方向進行，水剋火，火剋金，金剋木，木剋土，土剋水，水又剋火，循環運行。

2.五行乘侮

乘：《康熙字典》說：「勝也」。《國語》說：「乘人不義，陵也」。也就是說，是乘勝、乘襲、消滅的意思。例如：火弱逢水，必為熄滅。木能剋土，土重木折。在相剋中極強遇極弱者皆為乘，往往在病危中出現。

侮：《集韻》說：「慢易也」。《相子方言》說：「侮，賤稱也」。也就是說，五行相侮是輕侮，卑賤、濁晦的意思。例如：金賴土生，土多金埋，木能生火，火多木焚。在相生中極強遇極弱者皆為侮，往往在病重中出現。

五行中偏勝偏衰產生的乘侮關係在陳維輝先生的《中國數術學》中的論述，對防病防危是非常重要的。

《命理探源》說：「徐大升曰：金賴土生，土多金埋，土賴火生，火多土焦，火賴木生，木多火熾，水能生木，木多水縮，木能生火，火多木焚，火能生土，土多火晦，土能生金，金多土弱」，這是相侮現象。

徐大升還說：「金能剋木，木堅金缺，木能剋土，土重木折，土能剋水，水多土流，水能剋火，火炎水灼，火能剋金，金多火熄。金衰遇火，必見銷熔，火弱逢水，必為熄滅，水弱逢土，必為淤基，土衰逢木，必遭傾陷，木弱逢金，必為砍折。」這是相乘現象。

3.五行承治

承：張景岳說：「由微而著，更相承襲」。治：《荀子・修身》說：「少而理曰治」，五行承治，是治用，承治的意思。

《難易尋源》說：「抑強扶弱，損多益寡，泄有餘，補不足，制太過，化不及，致中和之要訣耳。」

「金旺得火，方成器皿，火旺得水，方成既濟。水旺得土，方成池沼，土旺得水，疏通生物，木旺得金，方成棟樑。」

「強金得水，方挫其鋒，強水得木，方泄其勢。強木得火，方化其頑。強火得土，方止其焰。強土得金，方制其壅。」

前者為相剋中的承治，後者為相生中的承治。

4.五行亢害

《素問・六微旨大論》：「亢則害……害則敗亂」。五行亢害，已亢過極走向反面的規律。

《素問・玄機原病式》說：「所謂木極似金，金極似火，火極似水，水極似土，土極似木也。故曰，亢則害，承乃制。謂己亢過極，則反似勝己之化也。」

5.五行病藥

五行病藥是指知五行之病而用藥。對五行偏離正常功能態之太過、不及加以調正。損者，損其太過。益者，益其不足。生者，能生者真生。長者，能長者真長。損、益、生、長為四藥。在調正中五行經過鍛鍊更加有耐受力，「有病方為貴，無傷不是奇」。

《神峰通考》說：「蓋人之造化，雖愛中和，一一於中和，則安得探其消息……是則土為諸格之病，俱喜木為醫藥，以去其病也。若病重而得藥，大富大貴之人也。病輕而得藥，略富略貴之人也。無病而無藥，不富不貴之人也……又得中和，並無起發可觀，此是平常之人也。」

《神峰通考‧雕、枯、旺、弱四病說類》說：「……如玉雖至寶也，而貴有雕琢之功。金雖至貴也，而貴有鍛鍊之力。苟玉之不雕，雖曰：『荆山之美，則為無用之玉也』。金雖不煉，雖曰『麗水之艮，則為無用之金也』。」

「風霜之木，春華之至可觀焉。旱魃之苗，到雨之機難遏也。」

「天根可躡，六陽之弱可鬪手。月窟可探，六陰之弱可究也。」

也就是說，氣功有素者，必須經過艱苦的磨練，即易逆數也。人的功夫高低，不僅僅看外表，往往一些羸瘦之人，且有深不可測的功夫。相反則相成，相生有用，相剋也有用。在相剋中提高生命力，這一點是非常重要的。

6. 五行制化

五行制化是三者生剋之關係。五行生剋中，不是簡單的相生相剋。由於第三方面因素介入卻出現生生者，不生生，不生生者，能生生。剋剋者，不剋剋，不剋剋者，能剋剋。

《類經圖翼》說：「母之敗也，子必救之。如水之太過，火受傷矣。火之子土，出而救焉。……蓋造化之幾，不可無生，亦不可無制。」

《星平會海》說：「得用以制其剋者，其凶可免。得恩以化其剋者，反凶為吉。雖是於生剋而吉凶之變，實遇於制化矣。」

生生者，不生生。《星平會海》說：「……如水能生木，或木被金傷之重者，木中無氣，不受水生。或水被土傷之甚者，水即無氣，不得生木，故水木雖若相生，而何相生之有，是謂生中不生，不可遽謂其生也。……」肝壞死，不能受水生。腎萎縮，無水氣則不能生木。

剋剋者，不剋剋。《星平會海》又說：「……如土能剋水，水得金生之力者。水生乘旺，土不能剋。或土被木剋之甚者，土即受傷無力剋水，故水土雖若相剋，而何相剋之有，是剋中不剋，不可遽謂之其剋也。……」肺氣旺，腎氣足之人，有嚴重脾胃病之人，就不能剋水。

不生生者，能生生。《星平會海》又說：「……金逢火制，本不能以生剋者也，或土來入垣，反火生土，而土生金，則金卻能生水。非生卻生者乎，又土不能以生水，而土旺實能生金，卻能生水矣。非不生卻生生者乎。……」脾胃之旺，卸了心火，土生金，肺氣也旺，自然能生水。

不剋剋者，能剋剋。《星平會海》又說：「……土逢木制，本不能剋水者也，或火來入垣，反為木生火，火生土，則土卻能剋水矣。非不剋卻剋者乎。又火不能以剋水，而火旺實能剋金，則金不能以生水，而水亦受火之剋，是亦不剋卻剋者也。……」脾胃受木剋而無氣，但心火之旺，卻反木生土，使脾胃又旺，自然能剋水。又以火之旺能剋金，肺受火剋在不能生水，實則受火之剋。

三、五行與人形神之關係

人由於獲得原始信息的五行因素強弱差別和後天所經歷外來信息的影響不同，從細胞核、細胞漿、細胞膜開始到整個形體都有所不同，甚至精神素質、性格、愛好、習慣都有區別。《醫宗金鑒》按五行陰陽區別不同人、不同形態、神態。

但任何事物不是絕對的、不變的。練功有素者，就可以逐漸改變自己原來的狀況。發揚其優點，克服其弱點，達到物我兩忘，就能改變自身。

・木形人

外形趨向五長五細，發育中細胞扁長，陰陽易有序化，易受天地氣影響，腦電波強，好激動，運心火比較舒服，喜好腦力勞動。運脾胃易受反剋不舒服、不貪吃，運肺金易相剋不舒服，不擅長運動、體力勞動。

・火形人

外形好變色，細胞膜薄，微密而較透明，隨著心情激動情緒易顯現出來，心火外發而難出，外氣進傷血又不舒服，比較遲鈍，喜歡運脾胃而瀉心火比較舒服，喜歡勞動而使心火運往四肢而感到舒服，飲食較好，火形人比較中正。

・土形人

外形圓而實，細胞膜圓而緊，不易滲透。所以比較憋得慌，發大脾氣，方能瀉去多餘能量，發大力氣方能消耗多餘能量，愛勞動，有力氣，倔強，細胞極性小，電不足，腦電波小，腦力勞動較吃力。喜歡吃強刺激食物，酸、鹹、辣等食物，喜酒，刺激細胞蠕動，與外界交換營養與信息。

・金形人

外形有光彩，細胞均勻，緻密，薄且滲透性好。聲音因聲帶好而清脆。營養、信息易出易進好波動，易受環境影響，好動感情，與環境場共振，易獲得同情。善於搞藝術工作，因比較敏感，飲食挑食。喜歡運腎水而瀉金毒，不喜歡運心火而使細胞膜乾裂，對腦力勞動不太習慣，喜歡運四肢而瀉心火保護細胞膜，所以好跳舞、唱歌。

•水形人

外形有波紋，細胞膜因水多而較易變形，細胞核因水多而信息難進出而空虛，所以好琢磨。喜歡運木氣，運肝膽生暗氣而睡眠較少。飲食太多易污濁腎水不舒服，不太喜歡有排場的飲食，背後吃小食、清淨之食。喜歡清淨的環境以瀉土氣，以免水受土剋。這正利於沉思。由於長於沉思往往考慮比較準。

由於水多，沒有大量信息，不易引起細胞核信息共振，比較沉著、冷靜。大量信息接觸細胞膜，沒進入細胞核，而引起細胞膜微顫，有時臉蛋子微動，隨後消失，而進入沉思。水形人做事比較穩。

四、五行對應

木	火	土	金	水
肝	心	脾	肺	腎
膽	小腸	胃	大腸	膀胱
目	舌	口	鼻	耳
眼珠	眼角	眼皮	眼角膜	眼仁
青	紅	黃	白	黑
怒	喜	思	悲	恐
魂	神	意	魄	志
東	南	中	西	北
春	夏	長夏	秋	冬
臊	焦	香	腥	腐
角	徵	宮	商	羽
筋	脈	肉	皮毛	骨

三寶歸元功原理

一、三寶的概念

1.三寶的分類：天寶：日、月、星。

地寶：水、火、風。

人寶：精、氣、神。

2.星辰場與人的關係

東方蒼天之氣：新生，力量，五行氣中屬木氣。

南方丹天之氣：丹藥，五行氣中屬火氣。

中方（頂空）黃天之氣：有反物質存在，與正物質性質相反，受萬有引力規律限制，採之人身發輕，氣感加強。五行氣中屬土氣。

西方素天之氣：垂死，乾燥，五行氣中屬金氣，有滅菌滅病毒作用。

北方玄天之氣：能接受最原始的宇宙磁場量子，可小而無內，密度大到一定程度，產生平常人所難以想像的功能，能高度開發大腦。五行氣中屬水氣。北極星基本對地軸，北斗星繞北極星轉，通過共振場能定神，使大腦呈太極狀態。

地下星空之氣：用意會穿透地球接星空，能採到與頂空相反的物質，能起退火的作用，起文火沐浴作用，給練更高層次氣功打下基礎。

3.天、地、人寶的比較

天寶：量大，距離遠，難採，沒污染，練成中脈以後，方易採到。採到天寶之氣，能把氣練到最細小、最微密，最符合太極。如能練出打破太極的功夫，就能產生高級遙感功能。

地寶：地球上無機界之寶，量也較大，距離近，易採，有污染。容易練，容易用，但長期效果不如天寶。

人寶：地球上有機界之精、氣、神。

先天採地：易受信息頻率不同而互相影響，植物、遠親動物影響較小，近親，尤其是哺乳動物影響較大。氣功練到一定程度自動不喜歡某些動物飲食，主要是信息衝突。氣功師功夫上升一定程度，吸引某些動物是信息相親，有些人好採動物氣，易引起記憶信息發放受驚嚇，常採大動物之氣，容易引起信息改造，造成人性格甚至形象的變化。所以八卦如意功反對採動物之氣，更反對偷人氣。

後天飲食：因主要是有機物，有機物雖死亡，但有殘留信息，因信息頻率不同和飲食此食物的練功者會產生錯綜複雜的影響。食物消化之後，此信息也被吸收，因頻率不同，人要改造它，同時自己也在一定範圍內被改造。八卦如意功沒有任何禁忌，但反對偏食，防止某一方面偏盛或偏衰。

先天採氣與後天飲食的關係：

先天採氣可以先天返後天，後天飲食可後天補先天。八卦如意功的動功靜功，強調採天寶之氣，氣足可節約飲食。後天飲食可以補先天之氣不足，兩者互為補充。

八卦如意功不提倡人為辟谷。飲食多少是自然形成，這樣防止因人為辟谷而出現各種偏差。

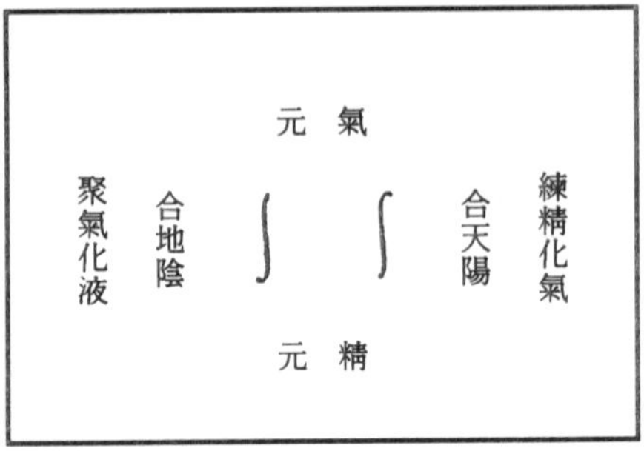

練精化氣
合天陽
元氣
元精
合地陰
聚氣化液

二、歸元的概念

元指元精、元氣、元神，亦為最原始的精氣神。三寶歸元係採天寶日月星之真氣，化為最原始的精氣神。

元精：五臟六腑四肢百骸運轉的精華，屬先天的最原始的，含有本身生命密碼。注入後天精，變成陰精主繁衍後代，間接的延長生命。

元氣——真氣，先天之精，合天陽之氣，變先天元氣。

元神——陰陽之間的弧光，古人講：一陰一陽之謂道，陰陽不測謂之神。

細胞有序化之後，受腦電波、天地場作用，變成不是絕對圓的結構，自然形成陰陽極的結構，隨著功夫加深，有序化加強，陰陽極勢能差加大，中間產生微弱的弧光，有序化連續性，可以流動，可以接受外來感應和對外界進行感應。因為這也是物質存在的一種形式，而且極可能是目前的科學手段測不出來的，比基本粒子，比夸克還小多少數量級的極微細的物質。當然性質也同基本粒子、同夸克不同，這種性質因為小得難以再小，它的性質也難於想像和理解，絕對不會完全遵循三維空間的規律來運轉。所以，氣功現象神乎其神且玄而又玄。但它也是宇宙自然現象，所以易受廣大人們的喜愛。

為了中華民族不落後於世界，我們的責任不只是為了運用西方的理論把氣功推到西方去，而是把我們中國的瑰寶發揚光大，發揚我們中華民族的優勢，使中華民族不但不落後於西方，而且大大超過西方，這才是我們炎黃子孫的責任。

三、主要關竅及其意義

目前，人類除了從解剖學觀點看有可見的五臟六腑、四肢百骸之外，還有不可見的經絡和穴位。它像集成電路一樣有規律運轉。我們祖先對它有專門的研究，形成了中醫學。經絡和穴位的存在，最近已被世界最新科學所認識。它對每個人的健康和生命有巨大的影響。

這些經絡和穴位對氣功有什麼意義呢？經絡問題我們這裡不講，我們對與八卦如意功有關穴位介紹一下。

百會穴——在兩耳連線沿頭頂的中點，為人身陽極。是接天陽之氣的重要閥門，不允許任何病氣、濁氣、邪氣侵入。有些人常發低燒，就是百會穴侵入病氣、濁氣、邪氣。對於一個練功者，要禁止氣不純淨的人從百會給灌頂。通過灌頂進入奇經八脈的病氣、濁氣、邪氣，靠吃藥打針是治不好的。應當保護百會穴。

會陰穴——兩腿之間，肛門之前，生殖器之後，為人身陰極，是接地陰之氣的重要閥門。此穴一堵塞，人就上火。男女四十歲以後發胖，發脾氣，就是會陰穴慢慢地不太暢通了。把此穴練開能減肥、美容、清醒大腦。此穴一開，全身易放鬆，對練功非常重要。

命門穴——在肚臍對過，後腰脊柱上。為人身太極眼。是人生命的象徵。它對應著人體細胞。古人講：「命門旺，十二經皆旺，命門衰，十二經皆衰，命門絕，生命乃決。」八卦如意功非常重視命門的鍛鍊。兩腎撞擊命門遙神光，命門轉太極，就大大提高人的生命力，而且對加強脊椎功能也非常重要。

天目穴——兩眉之間為印堂穴，印堂上為天目穴。大腦的窗戶。大腦在運轉中產生和侵入的病氣、邪氣、濁氣，可通過天目穴與外界互換，吐故納新，起清醒的作用。在松果體和天目穴之間正是核磁共振區，可以接受電磁感應信息，收人體內的信息。

外關穴——腕背部上二寸處，尺骨、撓骨中間，是十二經後天氣的安全閥門。是可以調十二正經後天氣的可靠開放點。

照海穴——腳內側踝骨正下方凹陷中間，奇經八脈先天氣的安全閥門。是可以調奇經八脈先天氣的可靠開發點。照海一穴，常出神功。

氣海穴——臍下一‧五寸處，任脈上，是下丹田補氣的安全入口。八卦如意功對此穴，只進不出。以作到下丹田實，防止氣虛。

湧泉穴——足底，前三分之一折點，舉足時呈凹陷處。是腎濁氣放氣口，只出不進，以防止毒氣通過腎經入全身。有很多人身上有紅點，癲癇病，都是腎毒排不出的緣故。

河圖行氣功原理

一、河圖的概念

伏羲時代有龍馬負圖於孟水，經中華民族的總結，河圖（見圖93）是代表宇宙場先天氣（死氣）運轉規律的文化，同洛書一樣，是中華民族智慧的高度結晶。

《易經‧系辭》說：「天一、地二、天三、地四、天五、地六、天七、地八、天九、地十……河出圖，洛出書，聖人則之。」又說：「天數五，地數五，五位相得，而

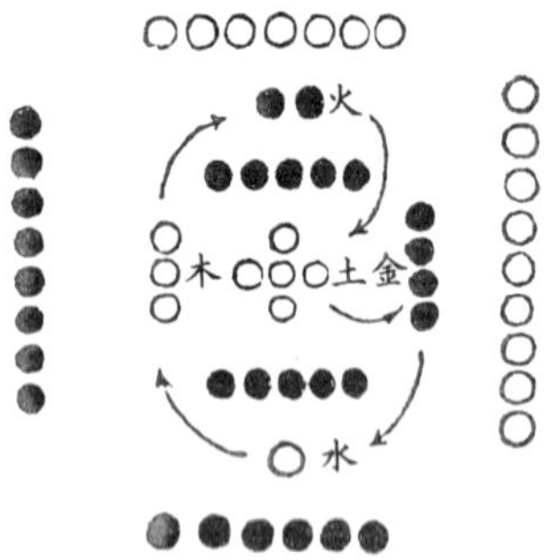

圖93　河圖圖

各有合。」

《地理知本金鎖秘》說：「原河圖之數，其數五十有五，洛書之數四十有五，合計共為一百，此天地之全數也……圖則生數在內，成數在外……而陰陽相抱之理，三極互根之道。」

《難易尋源》說：「天一生水，地六成之，地二生火，天七成之，天三生木，地八成之，地四生金，天九成之，天五生土，地十成之。」

當地球伴太陽及太陽系其他行星、衛星、彗星、流星群、宇宙塵形成時，是處在激烈變動之中的。地球不是現在的地球，只是太陽系中一團龐大的快速旋轉的、以較輕的物質和氫氦……等等為主的星雲類的物質團。因離太陽較近，運轉軌道比較圓，所以比較穩定。而處在大橢圓軌道運轉的彗星因溫差變化劇烈，有的先形成了水，晚期形成甲烷、氨等物質。這些彗星較小，又不太穩定，運轉中撞向地球，被地球溶化，成為地球一部分，地球有了水。

地球快速自轉發生放熱反應，地二生火。水火相互作用產生了有機物於當時的空氣中，也有的溶於水中，宇宙又有了甲烷、氨等物質。彗星大量溶入地球，天三生木。水火木億萬年變化逐漸進化成古代的生物，也就產生了天然氣和石油。

由於地球運轉中大量放熱，內部密度增大，形成了地核。核外岩漿在不穩定的狀態下，有時向地表噴發，放出了熱量，本身冷卻演變成金屬礦，有的隨劇烈的噴發吐向宇宙，變成隕石、宇宙塵。

宇宙中也有大量天外來客，碎裂的星塊（可能是法愛東星碎塊）、流星群（火星、木星之間的流星群），小的衛星（有的猜測原來有四個月亮，落於地球三個，形成三大洋）宇宙塵……加上表面冷卻固化的地表，逐漸形成現在的地球和地球生物。這些變化都是億萬年之間進行的。地球按河圖規律變化，發展到了今天。

二、河圖的規律

1. 單（空心）數為陽，雙數（實心）為陰。

2. 一、二、三、四、五為生數。

六、七、八、九、十為成數，

一、三、五、七、九為天數，陽數，

二、四、六、八、十為地數，陰數。

口訣：天一生水，地六成之；地二生火，天七成之；天三生木，地八成之；地四生金，天九成之；天五生土，地十成之。

3. 河圖主先天氣（死氣），先天順相生。

4. 相生按順時針方向進行。

5. 河圖行氣功，繞原地逆轉九圈，體驗反作用力、阻力，氣沿身四周順轉，百會進氣，升陽火。九為老陽之數。河圖順相生，補陽，然後順轉轉六圈，體驗反作用力、阻力，氣沿身四周逆轉退陰符，會陰進氣，六為老陰之數。河圖順相生補陰。

三、河圖與洛書的關係

1.古人講：「識破河圖早下功，返本還原一真宗，若能衝破洛書網，壽比南山不老松。」河圖是天然順相生，時時刻刻地大公無私地供給人先天營養。我們要用宇宙三寶日、月、星辰之氣，滋養我們元精、元氣、元神，達到天地連通。克服洛書天然相剋，變相剋為相生，達到生之為生，生中有剋，剋之為剋，剋中有用，跳出三界外，不在五行中，達到大大地延年益壽之目的（見圖94、95）。

2.河圖行氣為先天功，通過旋轉排出奇經八脈先天濁氣，衝擊開末端經絡，採天陽地陰之氣，進行吐故納新，先天返後天。

但任何人經過幾十年的生活，消耗很大，先天虧損，後天耗傷，造成經絡不太通暢，穴位不太開放。如膀胱不好，影響小腦功能紊亂，旋轉時易暈眩，需後天補先天。後天飲食，練八卦如意功洛書生神，天地連通，五行相生，三寶歸元。調正體內功能最後才能適應河圖行氣功的鍛鍊。初練功者必按這一規律進行。

3.功夫練到一定時候，身體及大、小腦功能加強了，通過河圖行氣功鍛鍊，不但能改變

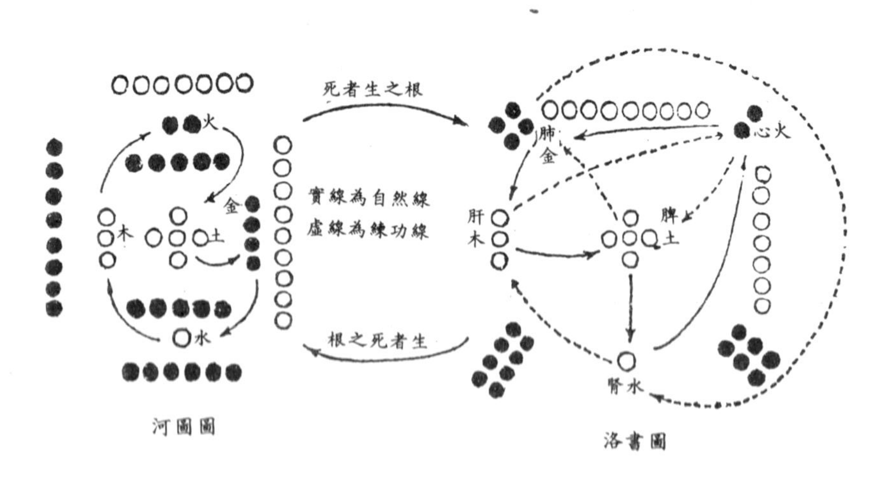
火
金
木
土
水
死者生之根
實線為自然線
虛線為練功線
根之死者生
肺
金
心火
肝
木
脾
土
腎水
河圖圖
洛書圖

圖94

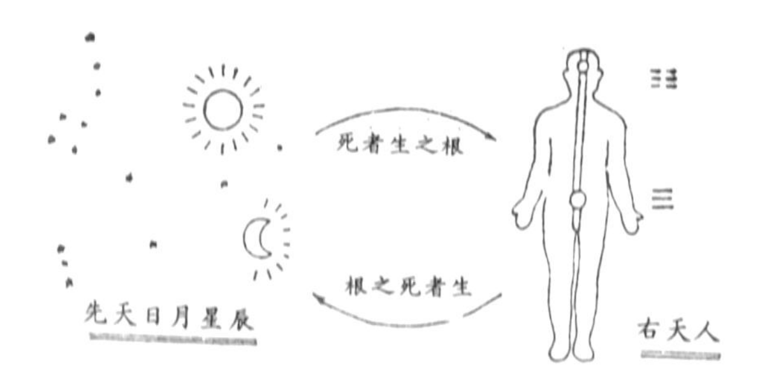
死者生之根
根之死者生
先天日月星辰
右天人

圖95

自身功能，而且能改變周圍場態，由混沌變為太極。人在太極化的環境裡練洛書生神、天地連通、五行相生、三寶歸元功效果會事半功倍。所以，到一定時候，必須按先河圖行氣，後洛書生神、天地連通、五行相生、三寶歸元的先天返後天、後天補先天的規律練功。

第二節　氣功探測

氣功練到一定程度，不但練功者體質有巨大變化，而且會有人練出測病功能。下面就氣功探測的分類、條件和效應等問題進行分析。

一、氣功探測分類

1. 體內器質性改變
2. 細菌病毒的侵入
3. 偏陰與偏陽
4. 五行生剋乘侮的太過與不及
5. 外生物場的干擾
6. 偏食造成的積累偏差

7.環境頻率的不適應

8.水土不服

二、氣功探測的條件

1.練功者體內氣十分清淨

體內清淨之後，方能同被探測者產生場與場的差別，有差別方能交換信息。

2.練功者細胞的敏感性

這一點是十分重要的，不敏感的人，就是獲得了信息也不知道。

3.練功者能排出不舒服信息

不舒服信息包括病氣、濁氣、邪氣，在探測中也能積存在練功者體內，長期積累，會自身得病。這種病易侵入奇經八脈，造成先天氣傷害，用藥是難以解決的，必須有比自己功夫高得多的人方能清理。所以練功者在不能排出不舒服信息時，最好不要給人探測。

4.練功者必須有豐富的知識

練功者在給人探測時，首先要通曉人體解剖學知識、人體各個部分的功能及相互間的關係，要通曉中醫基礎知識，比如陰陽五行、經絡知識和重要穴位的位置及作用。

5.練功者要有豐富的經驗和判斷能力

氣功探測的結果往往是人功能的偏差，這種偏差並沒有顯現出病灶，甚至被探測者還沒有任何感覺。例如，扁鵲在齊國給齊桓公探病時就如此。所以很容易被人誤解不準。一些練功者往往由於沒有經驗、沒有判斷力而容易發生動搖，懷疑自己，這反而更測不準，還會影響自己功夫上升。這一點是應引起練功者注意的。

三、氣功探測的效應

1.八觸效應

任何一個人都有對外界刺激的各種觸覺反應，例如，冷、熱、酸、麻、脹、痛……等，古人稱之為八觸現象。當一個練功者的敏感性達到一定程度，會同被探測者的各種觸覺反應發生共振。被探測者某一處感覺麻，探測者同一部位也覺得麻，被探測者某一部位覺得脹，探測者也覺得脹，其他感覺也如此。這種現象為八觸效應。

練功者的敏感性達到這一程度，遇到有病人接近時，會感覺到很不舒服，這不成了病態了嗎？非也。這種現象實際是一種ＰＨ（酸鹹度）變化。

人身上從細胞膜開始，胃粘膜、鼻粘膜、腸膜、腎小球膜、角膜、腦膜、肺泡膜……都有一種半透明膜性質。這種半透明膜能夠過濾一種物質。肺泡膜能過濾氧氣、二氧化碳，腎小球膜能過濾尿，腸膜能過濾營養，胃粘膜能過濾胃酸，而細胞膜除了裡外交換營養之外，還有過濾鹽分的作用。

當一個練功者把細胞練得非常敏感，一接觸外氣不良氣場時，引起細胞膜鹽分的變化，發生各種感覺反應時，如果ＰＨ值超過八時，因鹹分大而不舒服，甚至痛。如果ＰＨ值低於六時，因酸分過大而不舒服，甚至酸脹，如果你排不出去，久之易生病。很多練功者練功到此階段，認為出了偏而停止，或多疑意守而越來越重，那就真正出了偏。

人體的ＰＨ值變化是一種正常的反應。當六小於ＰＨ小於八時為舒服、快感。例如，小孩喜歡你抱著，豬狗喜歡你撓癢癢。但當你在小孩屁股蛋上摔一下，小孩馬上就哭叫起來。用棍子打豬狗，它們也自然大叫著跑了。這是什麼原因呢？這是激烈刺激使細胞膜急劇變化，使ＰＨ值突然超過八或低於六了。

所以練功者練出敏感性之後，可以通過意念輕重、意念轉移防止不舒服發生或停留，就可以在探測中避免自己積累不良信息而感不舒服。

有很多人以為去深山練功最好，會避免與人接觸發生不良反應，這是不現實的，也是辦不到的。人的意念波轉移穿透力極強，快如閃電，在深山也一樣躲不開。

人是生活在社會上的，不可能脫離社會，逃避現實。而人一旦離開社會，會變得非常孤獨。例如，老年人喪偶之後，一般的必須找個老伴，老伴之間除了互相體貼、互相照顧、互相解悶之外，其中一種很重要的方面是解決信息飢餓問題。如互相談話、共同看看電視，都是解決信息飢餓問題。

陶淵明有一句詩：「結廬在人境，不聞車馬喧，問君何能爾，心遠地自偏。」一個練功者關鍵在心境。八卦如意功動功靜練、意念動功都是在心境上解決這一問題的辦法。

心理負擔解脫後，在練功中強調上虛下實是非常重要的。下丹田實了，有功力了，上丹田虛了，有靈感了。但必須在細微之處深下功夫。環宇之境，方見玄效。隨著功夫加深，一開始手比較敏感，然後體表開始敏感，五臟六腑開始敏感，四肢百骸開始敏感，細胞開始敏感，細胞漿、細胞核……都敏感了。

極其敏感的時候，鳥一飛身上有感覺，蜜蜂一飛身上有感覺，看見花的顏色體溫有變化，甚至身體像鏡子似的，能看到外來物象的影子。人在思維，你大腦電波在振動，螞蟻在地上爬，你身上有力在活動，甚至能聽到很細微的聲音，聞到蟻酸的味道。這樣由淺入深達到五覺通。

手指可有視覺、聽覺、嗅覺、味覺，當然更有觸覺。後腦勺長眼睛，不回頭可知身後之人體內各種功能態。每遇到一個被探測者，可從幾點感性信息立即判斷，病根在何處，什麼性質，發展趨勢如何，那你給別人探測時的結論，就會使別人目瞪口呆，心服口服。這都是氣功探測者的八觸效應。

2.天目效應

對於開天目，每一個練功者都是夢寐以求的。老子在《道德經》中說：「……恍兮惚兮，其中有象，惚兮恍兮，其中有物，窈兮冥兮，其中有精，其精甚真，其中有信……。」真正開天目是在物我兩忘、唯恍唯惚中實現的。八卦如意功中要求似醉非醉就是這一體現。《紅樓夢》裡論述：「假作真時真亦假，無為有處有還無」。在練功中要做到「有有無無無有有，無無有有無無」。這一意境是非常重要的。

開天目不是一朝一夕的事，它與身體整個功夫情況有密切關係。

①、天目穴是大腦的窗戶，它本身沒有視覺功能，通過天目穴，大腦細胞的濁氣、病氣、邪氣對宇宙互換，可高度開發大腦，形成核磁共振區。一般人腦後松果體已經成為鈣化的退化結構，所以常人不能給人透視查病。

有很多小孩發育不成熟，松果體沒鈣化，有些女人體虛缺鈣，同小孩一樣。因松果體有振動功能，在核磁共振區發出共振波，通過天目穴放出，像雷達一樣，在腦中易形成矩陣網，能捕捉外來形象信息。有些病人、癔症之人或小孩，看見這個看見那個

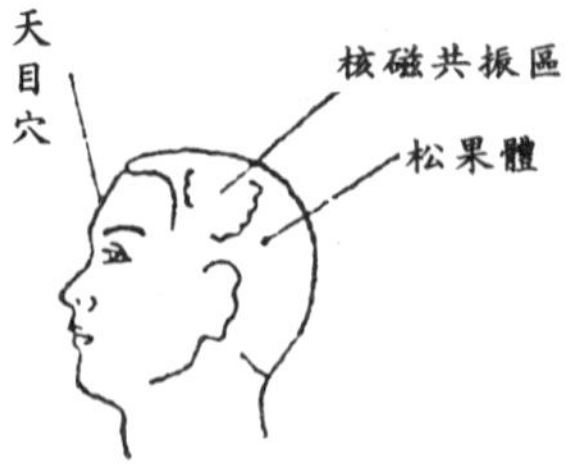

天目穴
核磁共振區
松果體

圖96

，解釋不清楚，健康人又看不見，因而出現一些「鬧鬼」現象，實則是思維信息、意念圖形或變形信息。

②、練功者首先必須把自身五臟六腑練好，達到上虛下實，五氣朝元，五色祥雲出現。首先克服腎虛膽小、心胸狹窄而著相，加強功德修養，心情放鬆，利於大小腦高度開發。

③、練功者首先通過自身練功，通過內視逐步看清自己體內信息。

④、能看清自己方能看清別人，把意念轉到被探測者身上，信息回授自身，看自身五臟六腑細胞被干擾發生的變化，得出結論，再排出去。

⑤、隨著功夫加深，達到忘我，看別人時忘掉自己存在，圖形在空中，在被探測者身上。古人講達到無我相時可辦到。

⑥、探測時由大到小並且轉移，由平面到立體，由外部到內部，由黑白到彩色，由視覺到味覺、嗅覺、聽覺、觸覺，看不是瞪大眼睛，似乎是想出來的。

⑦、克服心魔，防止信息變形著相。探查與意念有極密切關係，想耳朵大，馬上就大，想味不好，馬上非常難聞，所以要養成艮性意念，似看非看，防止著相中魔。

⑧、天眼是在天上，可想像在任何地點，天眼也可以在別人眼睛上，畫面眼睛上，動物眼睛上，在天上飛來飛去，天眼有五覺通，也有功力。這只有在練形功夫有一定基礎時方能出現。

3.媒介效應

這是遙感功能的一種現象。宇宙萬物包括各種生物都有固有的頻率。人也有固有的頻率。汽車過橋時為什麼限制車速，就是防止橋在汽車速度過快時橋和汽車共振發生橋塌。天津車站有座浮橋，你一上橋，身子胳膊可勁擺，就是行人與橋在共振。

古時候，西安有一古銅鐘，某一天哇哇響起來，幾天後，西邊跑馬使報信，有一山（據說含銅礦）發生了地震。

練功中的自發功，舞會中越跳越有勁的翩翩起舞，都是同周圍場態共振。共振現象是一種普遍現象。練功人如何把功夫練到能把自己的固有頻率隨自己意念可調，同任何被探測者固有頻率相同或相近，都可以探測千里之外熟人的信息，就像古代小說寫的××真人的心血來潮，哪個徒弟有難，他馬上去救護。

如果不是熟人，也從來不認識，那就可通過間接的同被探測者熟悉的人作為媒介獲得間接信息。但做這一探測的人必須心思聰敏，防止信息轉移，隨時防備媒介人把意念放在另外一人身上。你捕捉信息必須快如閃電。

4.殘息效應

殘息效應比媒介效應更為入微，但穩定。當你隨便走入朋友家坐在某一個位置上時，當你收到陌生人信件時，當你獲得朋友送的禮物時……，如果你細心，總有異樣感覺在其中。這就是殘息效應。

現代科學已發展到破案時，可以通過高級儀器攝下逃跑的案犯的圖像。氣功同樣也可以辦到。稿紙可以吸收寫信人寫信時通過思維或呼吸殘留的核糖核酸等殘留信息，練功有素者可以提取出來放大出寫信人的全息，從而進行探測。

第三節　氣功調理

一、氣功調理的意義

氣功調理從古至今都有。《封神演義》和《西遊記》的傳說都有這方面的記敍。姜子牙被捆仙繩制住，就是封鎖了經絡，給他救治的人一指，就是把會陰穴開通接上陰氣，經絡放鬆被解脫。

唐僧能封孫悟空的玉枕穴，也能開玉枕穴，就是用了緊箍咒。華佗對關雲長刮骨療毒就是用氣功麻醉了神經。小說描寫得神乎其神，玄而又玄，那是藝術誇張寫法。

二十世紀八十年代氣功熱在我國興起之後，氣功調理也在神州大地興起。幾年來隨著氣功健身活動的深入人心，氣功調理正成為一種新的科學給人們防病治病帶來福音，任何新生事物的興起都真假難辨，氣功也是這樣。

要想把我國的瑰寶繼承和發展下去，必須時時刻刻把氣功同封建迷信劃清界線，用辯證唯物主義觀點來對待氣功，氣功也必須時時刻刻以為提高我們全民族的健康水平。

二、氣功調理的主要方面

氣功調理必須同氣功探測相配合才更為有效。如果不會探測而進行調理，那就如「瞎子摸象」，消耗大收效小，調了皮毛，調不了臟腑，更調不了大小腦和細胞。只有調理與探測緊密配合才能治本，才能獲得最佳、最安全的效果。比如對心臟功能的調理，弄不好易心衰，調理者必須時刻掌握被調理者的心電波變化，防止任何心衰現象發生。下面介紹幾種調理方法。

1. 器質改變的調理

萎縮性改變可以開會陰穴，補陰或補水調理。腐爛性改變可以用火、乾燥的西方氣調理，加強肺功能、心臟功能也有利於腐爛性病變的恢復。

2. 細菌、病毒的侵入

細菌、病毒侵入是經常發生的，人抵抗能力強，使細菌病毒在體內不能滋生就不致於造成人生病。調理時首先增強人的抵抗力，創造使細菌病毒不能存在的條件是非常重要的。

對付細菌，一是增強抵抗力，二是養血增強肺功能對氧氣的吸收，三是健脾使痰減少，使細菌不能附著，四是用火、西方乾燥氣使細菌乾燥，五是創造使細菌最不利的生活環境，調理體液酸鹹度。

對付病毒除了用對付細菌的方法之外，還因為病毒體積太小，能從體外過濾進來，所以功高的人可以用意念再把病毒送出去，送到使病毒不能存活的環境，如對付乙肝等病毒。練八卦如意功有一定功力不怕肝病傳染。

3. 偏陰偏陽的改變

百會不通暢易偏陰，會陰不暢通易偏陽，陰太重易得寒性病，如腎寒、腎炎、風濕、腸炎、胃下垂、低血壓、脾大、心虛、癔症、氣管炎等。

八卦如意功起式百會多吞氣，做水火既濟的意念功，作到下丹田實，就可以調理。偏陽太重易心亢、肺亢、肝亢、血脂增加、動脈硬化、高血壓、腦血栓等，八卦如意功強調開會陰穴接好地下星空之氣就可以調理。

4.五行生剋乘侮的太過與不及

①、生太過：易造成亢，亢則敗亂，走向反面，如木極是金，則肝硬化，火極是水，血凝成栓，土極是木，纖維化，金極是火，肺不張，水極是土，尿毒症，尿崩症。這些都是危險的。調理時母病瀉其子。如木太亢，瀉心火，防止火旺木焚。開肝經，開會陰，對肝補陰就可以調理。

②、生不及：子病補其母，木虛補水，火虛補木，土虛補火，水虛補金。八卦如意功百會吞天陽之氣，意念動功或鼻尖吹下丹田達到上虛下實可以調理。

③、剋太過：「母之敗也，子必救之」《類經圖翼》說：

「如水之太過，火受傷矣。火之子土，出而制焉。
火之太過，金受傷矣。金之子火，出而制焉。
金之太過，木受傷矣。木之子火，出而制焉。
木之太過，土受傷矣。土之子金，出而制焉。
土之太過，水受傷矣。水之子木，出而制焉。」

母得子息，以化其剋，反凶為吉。用於制其剋，其凶可免。採用「用子法」、「強子法」

剋其對己之剋。

④、剋不及：其不及，則己所不勝侮而乘之，寡於畏也。變成乘病，如金能剋木，木堅金缺。雞蛋碰石頭，皆為剋不及反變為乘病。見反剋中乘。

⑤、剋中乘：即夭病。「金衰遇火，必見銷熔。火弱逢水，必為熄滅，水弱逢土，必為淤塞，土衰逢木，必遭傾隱，木弱逢金，必為砍折。」必採取損太過，益不足之法，或採取防剋太過之法。

⑥、反剋中乘：即折病。「金能剋木，木堅金缺。木能剋土，土重木折。土能剋水，水多土流。水能剋火，火炎水灼。火能剋金，金多火熄。」也要採損太過、益不足之法調理。瀉肝補土生金，強了肺就可以調理木堅金缺之病。

⑦、侮我之侮即濁病：「金賴土生，土多金埋。土賴火生，火多土焦。火賴木生，木多火熾。木賴水生，水多木漂。水賴金生，金多水濁。」

母生子，母給的太多了，反影響其子。有些人本來已營養過剩了，還反覆增加高蛋白、高脂肪，也要生病。這樣瀉一瀉，少給點，清一清，有些富貴病就應當吃點粗糧。

⑧、我侮之侮即晦病：「金能生水，水多金沉。水能生木，木多水縮。木能生火，火多木焚。火能生土，土多火晦。土能生金，金多土弱。」

母生子，子已經多了，母還給，反影響其母。當母親的對兒子嬌生慣養，兒子手裡錢已經不少，母再給送錢去，倒嫌你礙事。有的人心臟病很重，心為火，火生土，脾胃屬土，這時飲食不注意，可勁加強營養，結果心臟負擔過重，容易出危險，即土多火晦。控制飲食，瀉脾胃之火就好一些。

5. 外生物場的干擾

這個問題比較複雜，特別是體弱身虛之人易出此現象。有很多練功人不以健身健腦為主要目標，一味追求信號，開天目，也容易出此現象。凡神虛之人都易出此現象。氣功很難解決這個問題，沒有強大功力，沒有高級手段，沒有豐富經驗，最好不要輕易插手解決。

由於神虛、下丹田不實，外生物場之氣乘虛而入，侵入人腦的細胞核裡。外生物場有它自己的固有頻率，外生物場電波的侵入，改變了腦細胞核的運轉密碼，不再受自身大腦電波的控制。

如被導引之動作，並不是自己的動作，放鬆時，易被導引，不放鬆時不易被導引。自發動作也是與周圍複雜之外生物場（如樹木、花草、動物）產生的和諧共振。

由於神虛而受外生物的干擾如何清出去?必須首先作到下丹田有熱氣而實，再有加強練神，神足了它控制不了你，最後清理外場，特別是在心臟中清理外場，在大腦記憶裡清理外場。

6. 偏食造成的積累偏差

調理首先能放場，如辣椒造成皮炎、心臟三尖瓣狹窄，先施功使其放出辣椒氣，然後叫本人調解飲食。

7. 環境頻率不適應

比較複雜，如屋裡陰氣過重，開南面窗戶，屋太悶常開北面窗戶；屋裡覺得憋的慌，調整一下傢俱，看著順當，心情就可能改變等等。

8. 水土不服

各地都有水土問題。黑龍江東部地下為落葉腐植土，霉味不淨，對腎功能影響很大。湖南地下為火成岩，對血管影響很大。煤礦地區有大量的煤矸石，污染了環境，對肺、對血，甚至對眼睛都有影響。含鈣多的地方就易發生結石病。對水土不服之病首先應弄淸是什麼原因，然後練功淸理臟腑。

八卦如意功的五行相生和意念動功就有利於解決水土不服問題。五臟六腑淸淨了，意念動功經常到水火既濟的地方練意念動功淸體內之場，自然能克服水土不服之病。

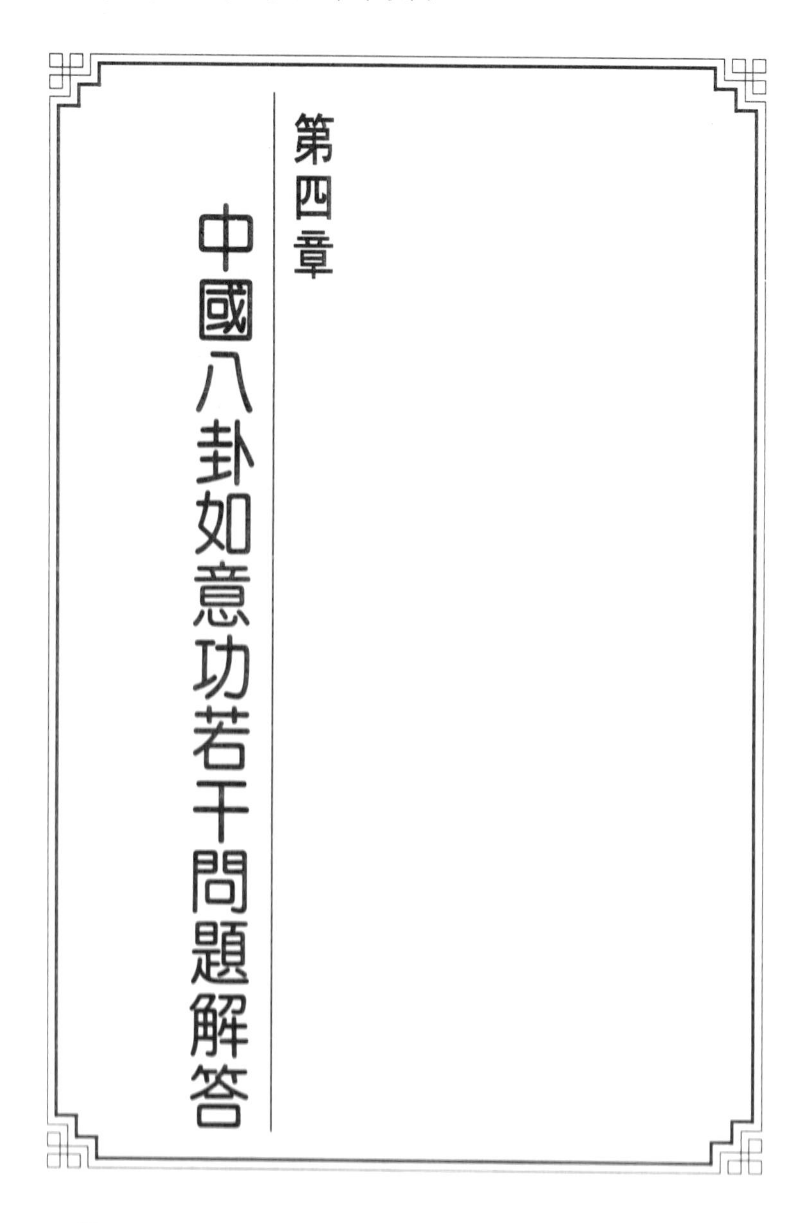

第四章 中國八卦如意功若干問題解答

1.八卦如意功練什麼？八卦與人身有什麼關係？為什麼強調「如意」二字？

八卦如意功是主要練大腦，練五臟——肝、心、脾、肺、腎，練中脈，練五行太極氣，上中下三丹田同練的功法。

八卦有先天卦、後天卦。先天卦是相生的，為死氣。死者生之根，是自動採外氣的。丹田部位穴位都相當於先天卦，自動收集外氣。後天卦是相剋的，為生死。生者死之根，是自動發氣的。面部、手掌、腳掌都相當於後天卦。如果練功中形成胎息，四肢百骸、上下通順，就大大延年益壽。

為什麼要強調「如意」二字呢？如意一般為玉如意。從形狀上看，意味著表示人身督脈和三丹田非常純淨，沒有一點邪惡之意，表示氣功的功夫達到大成的概念。

《西遊記》中孫悟空的如意金箍棒隨心所欲，又相當於人身中脈能像如意金箍棒那樣運用。這是氣功達到上乘、進入四維空間的現象。所以八卦如意功能把氣功練到出神入化、爐火純青的地步，具有強大的意念力，使氣功從必然王國進入自由王國。

2.什麼人不適合練八卦如意功？

中國八卦如意功適應面極寬。男女老幼、健康人、病殘人、體力勞動者、腦力勞動者均適應練八卦如意功。但任何事物都不是萬能的。

八卦如意功對嚴重酗酒者，心中有邪念者，膽量極小、心胸極不開闊的人，多疑而不聽勸告的人，癔症而不遵醫囑的人，嚴重腦動脈硬化、心臟病未經治療得到緩解的人，出血性疾病患者等不適合練。

3.為什麼練八卦如意功時，先練「洛書生神」等後四節，後練第一節「河圖行氣」？

八卦如意功分先天和後天，生活著的人都屬於後天。經過幾十年的消耗，先天氣後天氣都已不足。先天的奇經八脈和後天的十二正經之氣也不足。後天的十二正經只有通過後天的洛書順相生來修煉。

「洛書生神」、「天地連通」、「五行相生」都屬於後天功法。通過這幾節鍛鍊，後天氣足了，十二正經氣多了，可進而補充奇經八脈的先天氣，這叫後天補先天。然後再練「三寶歸元」，氣就更足了。

這時再練第一節「河圖行氣」。

「河圖行氣」是主先天氣的。通過圓周運動，氣按離心力方向發散，開通末端經絡。氣不足練這一節勢必氣虧頭暈。不但不治病，反而加重。

當功夫高了，氣足了，為了氣場更新，增強功力，又必須按順序練功，這叫「識破河圖早下功，追本還原一真宗，若能識破洛書網，壽比南山不老松。」

4.「河圖行氣」這一節為什麼不叫先天行氣？

這一節是按河圖方位練功，而不是走先天八門。河圖行氣是有意用牛頓第三定律的反作用力推動切割周圍磁場，是把混沌磁場變成太極磁場。同時又通過周圍磁場的反作用力，使氣沿身體周圍，特別是頭圍周圍反轉，形成離心力，拋出病氣、濁氣、老氣，降低身體周圍，特別是頭圍周圍的反轉，形成離心力，拋出病氣、濁氣、老氣，降低身體周圍的氣壓。

因百會吞氣把體內氣沿皮膚、穴位擠出，尤其是沿十指末端擠出，衝開末端經絡，形成發氣能力和穴位呼吸能力，同時給第二節「洛書生神」開中脈降低了阻力。此節做多了易氣慮，為瀉，體弱者開始應慎練，逐漸地適應洗腦後再按要求進行。

5.什麼叫玄酒洗腦？為什麼收功面向北方，站在北極方位？

邵康節的詩說：「冬至子之半，矢心無改移，一陽初動處，萬物未生時，玄酒味芳淡，太音聲更稀，此言如不信，更請問色犧。」玄酒為最北方清涼的玄天之氣。

在五氣來講，東方為蒼天之氣，南方爲丹天之氣，正中上空爲礦天之氣，西方爲素天之氣，北方為玄天之氣。

站在河圖最北方之位，即北極之位，面向北方，拋出病氣、濁氣、老氣，造成相對磁場真空的身軀，然後通過頭芯周圍各穴位自動吸取北方的玄天之氣，故稱為玄酒洗腦。

6.為什麼河圖行氣順轉六圈要越走圓越小，站到北方？

河圖行氣功是根據牛頓的第三定律在河圖方位練功的，一方面改造周圍磁場，一方面感應身內的磁場。利用反作用力改造周圍的磁場時，逆轉是圍著太極眼呈圓弧狀形成旋渦中心，而中心卻有一個死點。為了克服死點，利用順轉越轉越小的方法，使死點移動。這樣通過大太極、小太極，使整個磁場都得到更新。

收功時在更新的磁場邊緣進行玄酒洗腦，防止旋渦磁場對頭腦的反作用。這樣能獲得更好的、味芳淡的玄酒，即正北方的清涼的玄天之氣。

7.第二節「洛書生神」開中脈時，為什麼按右手定則方向進行體內刮旋風？

這個問題很複雜，需要懂得洛書和後天卦。

洛書是主後天氣的，後天氣是自動進行相剋的，「易，逆數也」。後天卦也是「後天之氣本對待，未嘗不流行」。「對待」為金剋木、水剋火，「流行」再按洛書逆相剋為水剋火，火剋金、木剋土、土剋水、水又剋火。這樣人生下後在相剋中，必按生老病死的規律進行，生氣又變成死氣，生者死之根也。

如果練功中開通中脈，通過主觀意志順行，按右手定則方向使體內刮旋風，裡外裡一起順行，呈河圖順相生，生生化化不已，即木生火，火生土、土生金、金生水，達到五行之旺，還會大大延年益壽，達到五氣朝元，開發大腦，健身益智。

8.為什麼洛書生神功中身前練太極，三個太極球由大到小，與三個丹田對應，球心線與地面垂直？為什麼要把眼睛讓開？

中國八卦如意功練氣，不但講數量更要講質量。通過轉太極，把氣壓得越來越密，氣的量子微粒越來越細，越符合太極，方可提高質量，增加電感，增強治病效果。

球心線與地面垂直，也是為了保證中脈的正直，切割地磁心線效果明顯，上功更快，為了通過電磁感應開三個丹田，提高丹田集氣能力，所以三個太極球與三個丹田對應。

眼睛部位有山根穴、印堂穴。山根穴氣轉動易暈眩，印堂穴進外氣易晦氣，因此，中國八卦如意功禁止往這個穴貫病氣，有一點也不行。印堂始終只出氣才能保證純陽性。所以體外太極一定要讓開眼睛。

9.為什麼左手托日，右手托月，頭頂北極星時，有沉重感、冷熱感？

沉重感就是在練氣收功時，把最好的天上三寶——日、月、星之氣沉入身中，排出相對質量差的氣，達到氣場更新。

冷熱感就是兩手間形成了溫差，形成了電動感，加強了有序化，在兩手正中易形成神光。

10.洛書順相生開通中脈如何生神？

中脈經過部位都是一般感覺不明顯的地方。通過細細體驗，增加敏感性，使上下旋轉貫通。百會陽極，會陰陰極，自然通開，形成捷徑。通路一形成，一陰一陽相薄。中宮即中丹田形成神光，並越來越強，這稱為洛書生神。

11.為什麼天地連通功中後面也要往下壓？對形成小周天有什麼好處？

天地連通功是典型降壓功、清腦功、退火功、減肥功。它為實現身體「上虛下實」目標而設計。如果後升前降，在下丹田氣不純時，極易把病氣導引進入督脈，感應骨髓、刺激神經，造成脊椎發緊、頭昏腦脹、腎臟受損、兩耳發悶，造成神經紊亂，引起精神不正常，甚至引起精神病。

古人常常講到練督脈要勿忘勿助，防止空運周天。

天地連通功採取前後面往下壓，最後通過中脈採回天根地根的鮮氣，並以洛書順相生的辦法從裡面往外吹，氣場進一步更新，反覆淨化，最後達到中脈太極化、內太極化、外太極化和三丹田結丹的高層次。

中脈氣場增強了，感應開督脈，督脈勿忘勿助形成小周天就非常安全、可靠了。

12.天地連通功怎樣使人健身長壽？

這個問題可從否極泰來卦的卦象來分析。

人從生下來一直到死，經過十二消息卦。人從復卦到神卦，中間到了否卦已經處於上焦火下焦寒、頭重腳輕、陰陽不交的地步。五十歲以上的老人、年輕病重的人、身體極端虛弱的人都屬於否卦狀態。

此時九五陽剛主位，即卦中乾卦的中爻，否卦下屬第五爻，受到病邪的威脅，到了孔子在《系辭傳》中所說的「君子安而不忘危，存而不忘亡，治而不忘亂是以身安而國家可保」。《易經》說：「其亡其亡，係於苞桑」的時候了。如何排除病氣、老氣、濁氣、廢氣達到否極泰來，這就是天地連通功的典型內容。下面按卦象進一步分析。

否卦，陰陽不交。天地連通功把陰氣提上來，把老陰老陽之氣壓入地根，中脈洛書順相生，百會會陰常來往，陰氣向上，陽氣向下，左手托日，右手托月，頭頂北極北斗星來採回天寶沉入下丹田。使下卦坤卦下爻生一陽，上卦乾卦下爻生一陰，就變了益卦。

益卦，上為巽卦為風，下為震卦為雷，象徵著，被風吹動的木船，利涉大川。上卦損一陽添一陰，下卦損一陰添一陽，則上損下益。對於一個人來講，下面有點陽氣，腿腳不太惰了，上面也不那麼頭腦發脹了，有了收益。但此階段中間三陰爻，陰氣向下，最上二爻陽氣上升，身體仍然很弱，好像病重很久，剛打起精神一樣，所以必須練功，調藥，使上卦巽風下爻第一爻上升，下卦震下爻第一爻上升，於是進入未濟卦。

未濟卦，上卦為離卦為炎，下卦為坎卦為水。火在上，向上升，水在下，向下降，仍然是陰陽不交，水火不能既濟。所以繼續練功，調藥，使離卦中爻上升，坎卦中爻上升，進入咸卦。

咸卦，上為兌卦為澤，為少女，下為艮卦為山，為少男。又艮是止，兌是悅，表示下卦堅定，上卦喜悅。而咸是感字無心，象徵著無心的感應，咸又有皆的意思，萬物皆有感應。對於一個人全身開始敏感了，進入山澤通氣的階段。功夫有了進展，身體趨向健康。但仍然不理想。下卦艮是止，腿腳好動，但不穩，所以繼續練功，使下邊又升一陽，上邊又升一陰，進入了既濟卦。

既濟卦。坎上離下，坎為水，離為火，水向下，火向上，水火既濟已比較健康了，但沒有到頂點，繼續調藥，使上卦坎下爻陰向上，使下卦離下爻陽向上，變成了恆卦。

恆卦。震上巽下，震為長男，巽為長女，陽剛陰柔，夫妻和美，象徵長久，故為恆也。又震為雷，巽為風，雷與風相互長。雷來風而行，風因雷增長，剛柔相應，這也是常理，又象徵恆久。有恆必須有成，所以亨通，不會有災難。對人來講，必然很健康。

但這不是頂點，下卦有一陰，並不十分實，上卦有一陽，並不十分虛。繼續練功，使上卦又生一陰，下卦又生一陽，變成了泰卦。

泰卦。到了泰卦，乾為天，下降到下卦，天輕由下上升。坤為地，上升到上卦，地重而下降。天地才不會背離，而能密切交合，成為陰陽溝通的安泰現象，故為泰。練功到此時，達到了上虛下實。陰者為陰，陽者為陽，陰陽相薄而成虹霓，成神光。

隨著氣的質量提高，量子微粒更細，密度更大，越符合太極，功夫越高，最後達到神十分足，可出身外，按照意志，任其所為，即進入了練神還虛階段。

13.什麼叫做五行？具體關係如何？

五行中的「五」指五種氣的量子微粒，即金氣、木氣、水氣、火氣、土氣。

五行中的「行」，來往也。

「五行」指五種氣的來往。

五行的具體關係是：

①、相生關係

水生木、木生火、火生土、土生金、金生水。「生我者父母也」，「我生者子孫也」。

例如：火生土。火為土之母，土為火之子。應用於內臟，如心為脾之母，脾為心之子。

②、相剋關係

水剋火、火剋金、金剋木、木剋土、土又剋水。剋我者為貴，為難，我剋者為才，增加抗力。

③、乘侮關係

五行偏盛偏衰而產生乘侮。金能生水，水多而金沉，金受到反剋。木能生火，火多而木焦。火能生土，土多而火滅。水能生木，木多而水乾。土能生金，金多土無光輝。

什麼叫乘？乘我者為夭，我乘者為折。如火多木焦。

什麼叫侮？木能剋土，土多了木頭便被砸亂。侮我者為濁，我侮者為晦。

④、承治關係

承治關係是互相承受、占用、中和的概念。如金能剋水，棟樑材，斧斤為友。火能剋金。強金經過火煉方成器皿。

⑤、亢害關係

己亢過極而向對立面轉化的關係。己亢過極，則反似勝己之化，也容易危及生命。如：心亢過火，即心臟動脈硬化、冠心病在火年、火月、火日、火時是生死的關口。

《素問・玄機原病式》就說「木極似金，金極似火，火極似水，水極似土，土極似木也」。就說明了五行間的相互轉化關係。

⑥、病藥關係

世界沒有十全十美的事物，有一利必有一弊。人無完人，金無足赤。五行對應人身的各個部位，方位也如此。有病是自然的，無病是不存在的，只是程度不同。有生必有剋，任何事物互相之間有制約關係。有病則有藥，對症則癒，不對症則重。有病不可怕，有病可產生抗體，產生免疫。「有病方為貴，無傷不是齊」，重病得治，必主大貴。

病有四病，盛堅者雕之，曲屈者伸之，旺相者殺之，弱否者泰之。

藥有四藥，藥為調整其太過、其不及。損者，損其太過；益者，益其不足。能生者真生，「何以為之主，六陰生處，真為生也」。能長者真長，「何以為之長，春蠶作繭。未氣方微，夏熱成爐，炎光始著」。

⑦、**制化關係**

制化關係為三者生剋關係，金能生水、水能生木、金能剋木、木能生火、火能剋金。

《星平會海》中說：「得用以制其剋者其凶可免，得恩以化其剋者，反凶為吉。雖定於生剋而吉凶之變，實迂於制化矣。」

剋剋生為制，生生剋為之化。如剋剋生為制，木之太過，土受傷矣。土之子金出而制焉，則土其凶可免。木之太過，必能生火。火旺亦生土，剋中不剋，不剋剋。生生剋為化，火命用土以制水，而有木以剋土，則土不能以制水矣。水得木恩以化其剋。生中不生，不生生。

14. 怎麼理解中國八卦如意功的練精化氣、練氣化神、練神還虛？洛書生神功、天地連通功、五行相生功三節功法如何運用？

精、氣都是五臟六腑的精華。通過練洛書生神功、天地連通功、五行相生功，可使五行精、氣特足，很容易出現五彩祥光。因為重點鍛鍊心臟火神，這樣光很像古代小說中描寫的紫氣氤氳瑞氣氖氖的景象。這樣，人看起年輕了，出現了人面桃花之容。

人精足而藏於腎，為先天之精。腎精足一過陽關穴變為後天陰精，主繁衍後代，間接的延長生命。五行精氣，歸中於脾，脾主意，生香氣，產生強大的意念力。所以高級氣功師意念力極強，並能放出香氣。

但，精氣是按河圖順相生的，是死氣死精（此中的死相當於靜，非死亡之死也）。死者生之根也，要生神。生神分自然生神和主動生神。

中國八卦如意功就是爭取主動生神，主動生神就是打破太極見玄玄，功夫到了一定程度，才能劈破鴻蒙尋妙妙。掌握了信息，出現了天眼通、耳通、他心通、無限玄妙。

神是神明，就是光，有信息的光。有可見的和不可見的。開天眼後全部可見。神光首先從細胞開始，有極性的細胞，必有陰陽極，形成電動勢，中間要產生弧光。弧光就是神。多數細胞都有神，神足了，就會兩目炯炯有神。左手托日，右手托月，大部分神在中脈，下丹田為實、為勢，上丹田為空天、虛天，為清淨。

在練功中利用牛頓第三定律反作用力練功，就是採取陰陽合而為雷，陰陽激而為電，陰陽交而為虹霓，陰陽怒而成風的練功方法。所以練中國八卦如意功的人出功極快，功效神速，手段玄妙，技巧繁多，就是神足的緣故。

15. 在練中國八卦如意功中如何掌握住陰陽平衡？

練功中最討人忌諱的事是「走火入魔」，也就是出了偏。凡是練功出偏的人，多數都是陰陽不平衡，也就是出現陰腐陽焦現象，尤其是陽焦現象。出現這一現象有下列幾種原因：

①未選擇適合自己的功法。

②沒有認識到自身疾病的嚴重程度。

③各種功法同練，氣路、氣型側重點不同，有的相互衝突。

④對氣功的基礎和禁忌不了解。如強行搞督脈拔苗助長的空運周天；總以為氣是熱的就好；過早的作三心朝天、五心朝天的靜功等。

⑤野蠻的練習。一天練多少小時，只考慮升陽火，不考慮退陰符，不知道上虛下實的本含義。這樣就出現渾身發熱、頭腦發昏，或上邊灼熱，下邊冰涼，或全身發冷等。

陰陽是從太極之中產生出來的互體。《易系辭說》：「一陰一陽之謂道……，陰陽不測謂之神……是故，易有太極，是生兩儀，兩儀生四象，四象生八卦。」

從基本粒子開始，都有陰陽。如電子有正負，質子有正負，離子有正負。動物也有陰陽，如公羊和母羊、公雞和母雞。人分男女，地球有南北極，宇宙也是這樣。陰陽之間的幾個基本規律是：

①、**陰差陽錯**

陰見陰為差，陽見陽為錯。陰差陽錯是潮汐漲落最高點最低點的八次停頓處，說明引力變化的規律。道家從空間事物的運動規律中領悟到掌握機遇的重要。機不可失，時不再來。時機成熟沒有行動，時機不成熟而行動容易出陰差陽錯。

②、**陰腐陽焦**

《黃帝內經》說：「在陰不腐，在陽不焦」。陰是靜止的，靜止會產生腐爛。人不愛運動會氣血不暢。陽是動的，陽就是火，火過頭就會燒焦。家庭主婦做主食，旺火成堆，鍋底要糊。運動過度要積熱到五臟，上頭，造成「走火」。所以練功要把住「積陰則沉，積陽則飛，陰陽相接，乃能成和」的機運。

③、**陰刑陽德**

陰者刑殺，陽為德生。「極陰以殺，極陽以生……」。陰陽兩氣相當，刑德合門。陽是公開的，陽德之人樂於助人，也易獲得所助。陰是隱蔽的、陰險的。陰刑之人極端自私。練功的人如果自私，必然總想採別人的氣，總懷疑別人採自己的氣，這樣功夫一進展到高境界就要出偏。幹事業的人如用嚴重自私的人做助手，必然養虎貽患。困難時他逃跑，順利時他伸手，而且給多少好處也滿足不了個人欲望。

所以，練功的人必須強度陽德，對陰刑之人不能授予高級功夫。

④、陰陽互根

陰陽是互體。萬物負陰而抱陽，陽中有陰，陰中有陽。《地理知本金鋼秘》說：「陰生則陽成，陽生則陰成，陰陽二氣，相為終始，互為胚胎，而未相離也……陽根於陰，陰根於陽……陽在陰中逆行，陰在陽中順行……陰陽合德而卦生」。

陰陽相互糾纏，都以對方為自己生存發展的條件。陽嵌入陰，陰含於陽，成為相互依賴生存的根源。

練功中掌握陰陽互根方能結丹。中國八卦如意功採日月之精華，就是陰陽和德而卦生。單練純陽單練純陰都不易結丹。

⑤、扶陽抑陰

陽是運動，陰是靜止，世間一切事物都著眼於運動的陽，而不是靜止的一片死寂的陰。凡陽症見陰，病必危貽，陰症見陽，雖困而無害。張仲景說：「凡陰病見陽而生，陽病見陰者死。」

練功中要動靜相兼，由動功到靜功，由形動到氣動。靜功是外靜而內動，不是單純的一味死守一點。練功不考慮本身的條件，一開始就作靜功，自身的病氣、濁氣、廢氣，一味死守，而不與宇宙互換更新，必然功夫上不去。甚至造成脾氣結，心氣泄不出，變成心的死寂，心成陰，生邪火，火毒淤積，造成精神病。練功的人必須心胸開闊，心成陽，時刻注意和宇宙互換信息，進行氣場更新，才會進入高級境界。

⑥、陰降陽升

練功中應做到上虛下實。陰的病氣壓入地根而回位，陽的病氣壓入地根以助火。採回少陰之氣而向上，採回少陽之氣而向下。這樣保證自身之氣陰降陽升而相交。時時刻刻求安泰，這是八卦如意功的特點。

⑦、陰厭陽移

陰厭陽移是物極必反的原理。

《春秋感情符》說：「陰厭陽移……極陰反陽，極陽反陰。」陰為水海、柔伏，陽為大夭、剛浮。陰為下，陽為上，陰為散，陽為聚，故北方散為水，南方聚為陸，大陸漂移。際之可分與不可分，故大陸漂移，板塊之際。際為邊界產生地震，陽水伏則陸移。

這一規律，在自然界中如此，在人群中，一個團體，一個組織也是如此。在練功中不注意陰厭陽移，必然產生物極必反的效果。

人的五臟六腑相當陸地板塊為陽，體內的氣、水相當於海水為陰。極陰反陽，會讓人胸腹脹滿；極陽反陰，出現五臟六腑中的疾病。所以練功必須經常注意陰陽平衡。任何一方不要練的太過，以防造成物極必反的結果。

⑧、陰和陽合

陰和陽合會變化形成為另一種事物。《地理知本金鎖秘》說：「陰陽合德而卦生……純陽不生，孤陰不長，此其陰陽未其合德……若剛柔有體，陰變於陽，陽交於陰矣。」《素問》說：「陽平陰秘，精氣乃治，陰陽離決，精氣乃決。」陰陽合德和平秘會產生出新事物，從天象到人事都是這樣。練功中不注意陰陽合德和平秘，不會練出更好的丹藥。對於陰病和陽病，也必須注意陰陽和合而中庸，病則未必再為病。但它們又總會走向自己的反面，陰陽離決。所以，要注意練吐納功夫，保持陰陽不衰。

16.三寶歸元功中三寶是什麽？為什麽中國八卦如意功只是採太陽、月亮、北極北斗的氣？

天寶、地寶、人寶稱為三寶。天寶指日、月、星；地寶指水、火、風；人寶指精、氣、神。三寶歸元功所採三寶主要是天寶：日、月、星。

中國八卦如意功只採太陽、月亮、北極北斗星的氣。這是因為太陽、月亮、星星離我們生活空間相當遠，沒有污染，能量又無窮無盡，練採三寶的能力，能練成較高級的功力，能改變細胞內的遺傳密碼，克服其先天元氣不足。

17.三寶歸元功為什麼抓住百會、會陰、命門、天目等穴位重點鍛鍊？

百會穴在人頭頂上方，是接天上無限遠的天陽之氣的必經之處，是全身陽脈集中的地方，是人身之重要的陽極，又離大腦極近。此處是調節陽盛陽衰的主要關竅。此穴不開，難採天上三寶，又易頭沉。

會陰穴在人身下部兩陰之間，接地下無限深的地陰之氣的必經之處，是全身陰脈集中的地方，是人身重要的陰極，又離腹部極近。此處是調節陰盛陰衰的重要關竅。此穴不開，身體難放鬆，容易胸悶、頭暈。練功者應非常注意，此處為生採之地。柳華陽曰：「一候生妙用，二候採牟尼。」說明此穴之重要。

命門穴在督脈上，與前面臍部相對處，是全身的太極眼，是練功者小周天必經之處。命門旺衰直接關係到十二經的旺衰。命門絕，人也就衰亡了。命門穴對人是非常重要的。

天目穴在兩眉心印堂穴上方，是退化了的視覺器官，練功者練開此穴是能實現透視功能的第一步。氣功透視除了天目穴之外，還有退化了的松果體和天目穴、松果體之間的核磁共振區。

真正的氣功透視是高度開發的大腦。在腦中形成立體彩色全息攝影，而不是簡單的磁場穿透式的透視。實現這一功能需要一系列方法鍛鍊和知識修養。必須把中國八卦如意功練到一定境界，方能達到。

18.三寶歸元功練到什麼程度才能達到要求？

三寶歸元功是中國八卦如意功的收功部分，是聚氣化液功夫，是清腦功、退火功。練完這一節應該大腦清晰，混身輕鬆，似乎沒了氣感，好像沒做氣功一樣。這也是三寶歸元功的奧秘所在。古人曰：「真人不露相，露相不真人。」三寶歸元功就要求練功者達到這一境界，這是功夫向更高層次進步的體現。練功者不得輕視這一節功法。

19.中國八卦如意功對自發功的作用怎麼看？

自發功的出現是練功中靜極生動的結果。有一種必然性。任何事物都是相對的，有動就有靜，有靜就有動。

絕對靜是沒有的，動是必然的。動為陽，動有隱動、微動、小動、大動之分。一般都存在隱動、微動、小動，只是沒有大動。一般講自發功都指練功中出現的大動。

練功中的大動有其利，也有其弊。

五利：

①活動筋骨，調和氣血；

②衝擊經絡；

③振動臟腑；

④排除體內淤積的汗水；

⑤放鬆神經。

三弊：

①太過傷氣；

②大動容易碰傷；

③失去理智，造成失控，出現某種精神依賴和壓抑，造成精神病。

中國八卦如意功即成「如意」，就包含有任其自然，心神如意的概念。所以既不反對自發功，又不強調自發功。如果能夠有控制，動作不太大，做做自發功也未嘗不可。

20.氣功查病的基本原理是什麼？

中國八卦如意功是練敏感性，很容易把耳、目、口、舌、身練的非常敏感，很容易產生氣功查病手段。

查病功能是細胞膜滲透能力決定的。細胞是由各種分子組成，分子都有極性。細胞雜亂無章的排列，分子的陰陽極被抵消。練功就是把這種雜亂無章的排列調整為有序化，在身體的極端處形成陰陽極。隨著意念而發放或吸收，改變陰陽極強弱的程度。

這種強弱變化引起細胞電解質濃度變化，刺激細胞反映到大腦，再通過大腦活動判斷其酸、痲、脹、痛、涼、熱、濕、沉、浮、實、空、曲、直等各種感覺。

氣功師的這種功能，與外部信息一接觸，就會無意或有意的引起上述感覺，根據經驗能確定是正常或非正常，是否有病，什麼病，病情如何。這種信息非常敏感時，可以不受距離限制，進行病情遙測。

21.中國八卦如意功認為氣功功能態進展大致可分幾個步驟？

可分七個步驟：

一、自然功能態

就是不練功之功能態。此時的人按生下來所獲得的原始信息運轉規律來運轉。人生下來之後，哇哇一哭，開始進行呼吸，進入了後天。一開始對外界的一切都是陌生的，冷熱風霜的存在，細菌病毒的存在，時時刻刻與生下來的人接觸。人適應不了，就得一場病，病癒之後，產生了抗體。現代科學防疫學中的種牛痘、打卡介苗、注射痲疹減毒活疫苗等等都是人為的培養抗體，隨著年齡增長，身體健壯了，一般疾病就感染不上了。

可是人吃五穀雜糧，呼吸空氣，接受陽光，飲用水。在一過天癸至之後，總是幾年一周期得一次病，比較有規律，或者七年，或者八年，每個人的規律都不一樣。這是為什麼呢？一個是自身內部的矛盾，一個是自身同外部環境的矛盾。在錯綜複雜的矛盾中身體運轉產生了對自身不利的毒素，積累一定程度就發一場病，經治療、休息、放鬆，排出一部分，自身的抗體又增加了，又恢復了健康。過了幾年又是如此。經過幾次、十幾次、幾十次反覆循環，最後抗體增加到一定程度就變脆了，過硬必折，就像熟透的瓜，一動就掉了。人到此時，就到了終點。

古人以「日薄西山，氣息奄奄，人命危殘，朝不慮夕。」來形容病危的老人狀況，以及「在劫難逃，數在其中」，就有這個含義。

人自己是否對自身這種變化束手無策了呢？非也。幾千年來，中華民族的祖先創造的氣功就是解決這一問題的。我國積累了極為豐富的養生健身的經驗，一些人由於練功而逐漸改變了自身的狀態。

二、物理功能態

一部分人練功開始是無意念的，採用只練身體，不練大腦的鍛鍊方法，如爬山、跑步、游泳……等等。練得胳膊粗、力量大、飯量多、睡眠良好。這種鍛鍊方法費力氣，不費腦筋，不能產生信息，練不出氣功探測功能。

三、生物功能態

有意念的鍛鍊方法。由於常用腦指揮氣，體驗氣，就練出了敏感性，練出了探測功能，氣進入了細胞膜，能指揮氣從細胞膜出入，久之形成天眼通、天耳通、他心通……等等。

四、化學功能態

隨著功夫上升，能產生氣的溫度效應。有聚焦功能。能使某些物質產生一定的化學變化。如用意念使膠卷感光、意念發酸、意念出鹹氣、意念點火等等。

五、四維功能態

功夫進一步上升，練出了時空隧道功能。能變味、能引味，從電視、畫片、照片、電影中把味提出來。進入散則為氣階段，進入了練神還虛階段。

六、神態功能態

功夫進一步上升，又掌握了重要的練功手段，能散則為氣，能聚則成形，進入虛空胎息。氣的微粒功能達到比原子還小，衝開了原子核與核外電子的引力，使核外電子的光衍射、折射，按自己的意圖改變。能隔壁見針，能遁物遁形，能辦到想辦的一切事。練到此階段已經達到神妙不可言的境界。

七、如意功能態

古人講形神俱妙。這是一種理想的練功態，神妙已妙不可言，形妙已不好形容。形神俱妙究竟是什麼境界，那就是此時無聲勝有聲。總之功夫無止境，只要你認真練功，修好功德，堅持不懈，認真琢磨，那就有進展。

附錄一

中國八卦如意功中級功法——玄機神功(一)綱要

八卦如意功中級功法是有為地練意念力和有為地開智的功法，也是練虛成形的功法。

據物質無限可分的觀點，物質是由分子組成的，原子是由基本粒子構成的，最近幾年又發現基本粒子又能再分裂成夸克，「夸克」能不能再分裂呢？還是根據物質無限可分的原理，它仍然是可分的，只是目前的科學技術手段測不出而已。

古人把最原始的物質稱為「玄」。任何物質都有它的性質，原子有化學性質，基本粒子不存在化學性質。物質每小一個數量級，其性質就有一次質變。物質進一步小到「夸克」，又有比基本粒子不同的質變。

那麼，最原始的物質「玄」一定會有和人們目前常見的物質性質大大不同的性質。古人在練功中練出了掌握「玄」運轉規律的手段，往往密不可傳，稱為「玄機」，「玄機不可泄」。「真人不露相，露相不真人」。

所以，常人對氣功現象不理解是一種很自然的現象。

八卦如意功中級功法就是以物質最原始單位為前提來練功的，所以叫玄機神功。玄機神功㈠包括神譜十五部；法寶：六合神針；中級靜功：蓮台禪坐。是練臟腑動氣、經絡動氣、穴位動氣的功夫，是練遙感功能的功夫。

八卦如意功玄機神功㈠神譜十五部：

一、龍虎相殘　　二、海底噴泉
三、橫行龍蛇　　四、中流砥柱
五、哈雷彗星　　六、陰陽寶鏡
七、夫唱婦隨　　八、一身多任
九、二雞鬥架　　十、漩渦星雲
十一、二郎玄風　　十二、玉洞香風
十三、千里迎香　　十四、海浪淘天
十五、迴光返照

法寶：六合神針。

歌訣：神針指向天和地
　四面八方回護身

由裡向外排病氣
變化自由妙歌吟

功效：調整人體環境場。

中級靜功：蓮台禪坐。

歌訣：拇指相抵照下丹
尾閭蓮花向上翻
逆中求易三色變
陣陣異香透骨甜

附錄二

中國八卦如意功高級功法——玄機神功㈡綱要

玄機神功㈡是進一步調丹、調藥的功夫，是練腦動氣的功夫，練出入分形的功夫，練特技診斷的功夫。

玄機神功㈡包括：十五部神譜；法術：百花仙饈；弦外之神譜：特一、特二、特三；高級靜功：三奇神蓮。

玄機神功㈡，必須在玄機神功㈠的基礎上方可練習。

玄機神功㈡十五部神譜：

一、焰火紅日　　二、二龍戲珠
三、萬里長虹　　四、夫妻二俠
五、綱舉目張　　六、白日作夢
七、滷水豆漿　　八、鬼門鐵帚
九、日月遁甲　　十、雲遊四海

十一、空中飛虹　　十二、天眼明星
十三、奇門奇術　　十四、出神入化
十五、大鵬展翅
法術：百花仙饈。
歌訣：天下百花皆有精
　　　花精入水體中行
　　　中和諸邪散遠處
　　　信息大法信方靈
弦外之神譜：
特一，魔絹生風
特二，前台亮相
特三，天地爹娘
高級靜功：三奇神蓮。
歌訣：天上三奇日月星
　　　地上蓮花三色精
　　　反向玄關運神氣
　　　中流萬變大道行

附錄三

關於中國八卦如意功的理論及科研探討

趙維漢

「人體場」的性能

任何物質或物體都有場，如電場、磁場、引力場等，而人體場發源於人體，人也是物質，不過是有生命的物質，而且是能思維的有生命的物質，所以人體場必然比一般物理場要複雜和奧秘得多。

人體場和電場、磁場、引力場等各種物理場一樣有相同的性能，如互感性、穿透性、場致發光性，隨著距離增長而減弱等性能。但人是有思維的，有生命的，所以人體場必然同物理場有不同的性能，如信息性、隨意性和質變性等。

人體場的信息性是因為人體場與人體有關，必然作為載體載有思維信息，練功有素者可以通過人體場把自己的意圖通過互感性加到外人身上，如發氣致動或意念致動，也可以測知外人身體內部健康和病灶的信息。

很重要的是這種信息與發功者思維有關，當主體功力很弱，客體敏感又差，或主體無意時，客體就沒有什麼感覺。

這種信息傳感能力與練功時間長短、功力大小、敏感程度、手法如何有關。練功有素者傳感能力可遠達數千里，達到入水不溺，入火不焚、遇金石無礙的程度。

人體場和其它物理場的又一個重要區別是隨意性。人是有思維的，不同時間、不同地點的思維目的多種多樣。人體場的能量變化、方向變化可隨意念不同而不同，人體場可隨意念集中在某一小區，可向前發放，可向前牽拉，可旋轉，可繞過障礙物曲線行進。

由於人的健康狀況不同，健康部位不同，氣質不同，意念不同，人體場的性質就不同，給客體的感覺也就不同，有舒適感也有不舒適感，有酸、有麻、有酥酥的電感覺。這就是質變性。

由於人體場和其它物理場有相同的互感性、穿透性、場致發光性，又能載有思維信息和隨意念發放或回收，其運用是很有意義的。隨著氣功的廣泛普及，部分練功者的功力加深和科學方法的進步，將來可能在醫學、信息學，甚至生命科學領域開闢一個新天地。

西方很多科學家預言二十一世紀是生命科學的時代，氣功學的發展必將成為打開生命奧秘大門的一把新鑰匙，隨著人體潛能的開發，人類在自然界會獲得更大的主動權與自由，其結果必然創造出更高級的人類文明。

氣功的多維功能與八卦如意功

趙維漢

多維空間已被數學家和物理學家在理論上證實。生活在三維空間的人對四維以上的空間不能直觀，所以總是難於想像。氣功如何在功能上突破三維空間，而具有多維空間功能是人類美妙的理想：隔壁透視、照片探測、遙感調理、意念書寫、遁物、遁形等。由於我國遼寧本溪出現了像張寶勝這樣的奇人，這一物理現象人們已不能否認。

但，萬千練功者要想練出這一功能，實在是比登天還難的事。作為科學的探索，人類是不會因困難就此甘心的，人不已經登上月球了嗎？人類總是在茫茫無際中理出頭緒積累經驗，摸索練功手段。

八卦如意功首先看到人自身內部和自身周圍，以及自然界有互相協調的一面（相生）外，還有互相制約的一面（相剋）。這就存在著矛盾，這種矛盾是客觀存在的，由於存在矛盾，人必然有生老病死和自然選擇，從而人類向更高級進化。

作為練功者首先是應有為地要改善這一矛盾，向對自身有益的方向轉化，達到祛病健身延年益壽的效果。八卦如意功首先注意了這一問題，不盲目、不野蠻地練功，作到陰陽平衡。偏陽太過偏陰太過皆為偏，前者為走火，後者為入魔。

八卦如意功按照古人所講：一陰一陽之謂道，陰陽不測謂之神，而神正是陰陽之間的弧光，是一種物質能量的表現形式。細胞高度有序化形成橢圓結構，就有了陰陽，有了正負極，電位差達到一定程度就發光，就有了神，而神光正是處在細胞核的位置，細胞核有神光說明人有強大生命力，也正是生命的根本。

現代科學已證實細胞核有著嘧啶類嘌呤類結構，它本身就有生命的密碼，一個人一個樣。細胞核也時時刻刻進行著化學反應，吐故納新，複制自己。這種反應也存在著放熱反應或吸熱反應，完全反應或不完全反應，這與人身整體整個情況有密切關係。運動狀況與反應情況也有密切關係。

熱傳導情況與本人健康也有密切關係。傳導不好體溫高了細胞易老化遲鈍，向走火方向轉化，體溫低了易嫩化敏感向中魔方向轉化。過高硬化，過低僵化。一個聰明的練功者是不允許自己走極端的，以防止走向自己反面。有些人不善於變通，又很固執自以為是，練偏一定程度又喪失理智那非出偏不可。所以任何練功者一開始就要防止這一點。

八卦如意功以練百會、會陰之間的中脈為起點、為核心，且接通上下宇宙場，是全天候的天地連通，保持中脈的強大。以大於成小感應細胞，小於成大遙感宇宙信息，而永保自己有強大的生命力。

而神是可以流動的，流動中可以駕馭氣。八卦如意功練功利用這一點可以指揮氣按任何方向走，可去，可回，可轉彎，所以在氣功調理中出現十分玄妙的手法或效果。如對結石類的調理可以使其在裡面粉化，使被調理者大大減少痛苦，且速度也非常快。

要把氣功練成極為高級，必須把氣的量子練得極小極密又符合太極，還要有打破太極的功夫，使氣功既具有粒子性又具有波動性才能辦到。每練細小一個數量級會出現一次質變。如能達到小無而無內的程度即最原始之氣，也就是玄的含義。

功夫達到這一境界，經過多少個數量級的質變，此時氣的性質就是常人所難遇到的。它的現象常人所難理解，故稱為「玄」。如果功夫能達到改變原子的核外電子雲使其定向化，那麼，你就會把一切看成透明的，就會出現隔壁見針功能。

如果能使自身所有原子外的核外電子，光皆可穿透，不產生任何光反射、光衍射，那麼就可遁形。如果你把兩個物體都能衝破對方核外電子與原子核之間的引力區，使兩個物體從相互的核與電子之間空闊的空間穿透就能實現遁物，即許多人所追求的搬運現象。

傳說張寶勝表演的藥片從瓶壁出來之後微有變色，說明個別原子核互相撞擊而反彈回去，改變了藥片原有密度，使藥片性質產生微小變化。練出這種功夫靠野蠻的力量是不能實現的，只有高度開發大腦又意念力特別集中之人才能實現。

古氣功要求人物我兩忘就是這個目的。

八卦如意功練強大的中脈，上接天，下接地，下接地又穿透地球接地下星空，形成自身強大陰陽場。中脈可擺可旋可變是很大的關鍵。動功中每一節都有旋轉，靜功反覆強調陰陽，也有很多旋轉。就是要求開發大腦。

練神還虛的八卦如意功玄機神功部分，更是運神駕馭氣的高級鍛鍊，改變體外之氣的原有程序。隨著功夫上升，手段增加，而向多維氣功功能邁進。有的八卦如意功練功者能調理細胞膜、細胞漿，甚至細胞的形狀、細胞核的某些功能。能從電視電影畫面照片中提味等都是向這一目標前進。

任何一項新事物出現，總是在克服重重困難中前進的，既易逆數也。但科學是發展的，這才是歷史的規律。但願中華民族優秀兒女把中國的瑰寶——氣功的統帥權牢牢掌握在自己手中。

淺談「人體場」、「環境場」和「宇宙場」

北京師範大學外語系副教授　都祖堯

著名科學家錢學森認為：「人是一個極為複雜的、物質的巨系統。這個巨系統又是開放的，與周圍的環境，與宇宙有千絲萬縷的關係，有物質的能量的交換。因此，可以說，人與環境人與宇宙形成一個超級巨系統。」

趙維漢先生創編的「中國八卦如意功」的功理，正是建立在天地人合一這個整體觀念之上的。各節動功很好地體現了這種觀念，從而使該功法進入了高層次境界。

為了深入掌握八卦如意功的精髓，有必要來認識一個「人體場」、「環境場」和「宇宙場」的特點及其相互關係，從而使自己在練功中更自覺地發揮「場」的神奇作用。

一、關於「人體場」

人體場是一種與生命緊密相關的生物場。可分為體外場和體內場，一九二一年英國科學家基爾納通過色隔板和濾色器，首次看到了人體周圍鮮明的氣霧，分為三層。

最靠近皮膚的是四分之一英寸的暗色層。外面是二英寸厚的顏色較淡的一層。再向外一圈外廓不清，大約六英寸厚的外部弱光。這三層的狀況和顏色與年齡、性別、智力、健康有關，因人而異。

十幾年前，日本科學家用濾色板也證實了這種「奧拉」現象，還詳細繪出在各種情緒或疾病的影響下，人體外圈的不同形狀。

去年武漢地質大學科研工作者用ＲＳ人體場攝影術拍攝外氣圖像獲得成功。在功能態下穴位處的「外氣」呈鋸齒狀、毛發狀、彗星狀、飛練狀、竹節狀、蠕蟲狀及各種複雜分叉複合現象。

趙維漢先生把人體場形象地比喻為雞蛋結構。體內場是蛋黃，體外場的第二層是蛋清，第三層是蛋殼。蛋黃受到蛋清的保護，而蛋殼抵禦外邪的侵入。如體外場第二層的「蛋清」

顏色不正，對體內場的蛋黃就起相剋的影響，人就不舒服。

動功第三節「天地連通」就是用天陽地陰之氣改造「蛋清」之氣。又如體外場的第三層「蛋殼」顏色不正，就會對人體產生進一步的相剋影響，損害人體細胞漿。動功第二節「洛書生神」就是改造第三層體外場的，可使「蛋殼」質密，外邪無法侵入。

人的真正病灶是在體內，因此如何改造體內場尤為重要。體內場純淨，人就健康有勁，智力發達。

因此，人體要求不斷清理五臟六腑，開發大腦。

動功第四節「五行相生」著重清理五臟；動功第一節「河圖行氣」和第五節「三寶歸元」都引北極北斗星之氣清洗大腦；動功第二節「洛書生神」用練成的強大中脈，旋出病氣，淨化體內場，調節中樞神經，同時通過體外三個太極，帶動體內三個丹田轉動，使體內場充滿高質量的太極氣，促進人體細胞有序化。

二、關於「環境場」

「環境場」是指地面環境、地下環境、生物及建築物等形成的「場」。「環境場」對「人體場」有影響，而且比較直接。

人離不開社會，因為要生活、要工作。而生活環境和工作環境這種「場」的好壞，有時能改變「人體場」。如果「環境場」污染嚴重：工業三廢的污染，人類自身對環境的污染（病人的病氣散發，種植有礙環境衛生的植物，建築物及家具布局的不合理，污水道安設不當等）都對「人體場」起破壞作用。

我家住一層樓。北屋東牆邊曾放著一張床。凡睡過的人，都常得感冒等病，令人迷惑不解。有一次，趙老師睡在這張床上，半夜裡突然渾身發冷，就坐起來用慧眼向四周探試，發現床底下三尺處埋有一根大水管，泛著綠光。原來是廁所污物的排水管。

這種惡性信息反射到室內，使東牆邊形成了一條一公尺半寬三公尺長的污染帶。人睡在上方，開放的人體穴位，不自覺地吸入濁氣，自然就危及健康了。我們全家恍然大悟，忙把床移到西牆邊，問題就解決了。

好的「環境場」對健體增功都很有益。如名山大川、寺廟古刹應該常去，另外通過練功，也可改造「環境場」。

八卦如意功北師大輔導站學員在圖書館前廣場集體練功，已堅持兩年。那兒的「環境場」改造得很好。有位有功夫的老太太從遠處能看到我們練功時頭頂上空陣陣氣霧。這是怎麼造成的呢？

動功第一節「河圖行氣」中走太極，就是把濁氣旋入地根，把地陰之氣旋上來，推動切割圍磁場，把混沌磁場變成太極磁場，從而使周圍的「環境場」得到更新。

三、關於「宇宙場」

宇宙是浩瀚無邊的「大場」；地球是宇宙中的一個小天體，即「中場」；而人體是生活在地球上的生物體，是「小場」。因此，宇宙——地球——人體是息息相關的整體，三個「場」相互作用，相互影響。

八卦如意功強調採日月星辰之氣，就是要使「人體場」與「宇宙場」接通，接受純淨氣、進宇宙餐。五節動功每一節的收功都要採日月星辰之氣。此外，第三節「天地連通」，通過意念力使天地人合一，使三個「場」連接溝通；第五節「三寶歸元」中命門與北極星相對，雙腎與北斗七星相對，轉太極以及泰山十八盤中天目吞星，都是「人體場」與「宇宙場」對接。「人體場」猶如一台收發報機，既能接受「宇宙場」的振蕩能量，又能發放外氣，還能練出類似「雷達」的遙感功能。

「宇宙場」是個陰陽大太極，蘊藏著無窮無盡的能量，而人體是個陰陽小太極。一旦大小太極相合，就迸發出異乎尋常的力量。

八卦如意功正是切合了這一原理，所以使不少練功者短期內就出現了令人驚訝的變化。比較突出的是身材增高和模樣改變。請看實例：

一般來說，男子二十五歲，女子二十二歲，骨骼即成型，不再長高。而八卦如意功卻突破了這一規律。

趙維漢先生從五十～五三歲，練功三年長了六公分，達一八〇公分；湘潭大學消費經濟研究所的蔡德榮，練功八個月，長高一·八公分；北師大退休女教師高鸞祥練功三個月竟長高三公分；我已是五十開外，練功兩年，也長高二公分。

人的外表與性格是天生成的，受遺傳密碼影響，很難改變。而八卦如意功就能改變密碼，使練功人隨著身體康復，外表與性格都大為變樣。

鄭州河南中醫研究所的周燕青和周松蓉姊妹倆，練功半年，病消體健、皮膚變得又細又白，秀麗多了。北師大教育系郭齊家副教授，兩年前病魔纏身，體質極弱，臉黃虛胖，腰彎背駝。通過刻苦練功，病魔掃除，白臉透紅，挺胸直腰（腰圍由二·七尺減到二·三尺），意氣風發，談笑風生，前後判若兩人。

綜上所述，可以看出：「場」是客觀存在的物質。「人體場」、「環境場」和「宇宙場」各自都有振盪頻率，我們刻苦練功就是使這三種頻率逐漸取得和諧一致，即達「諧振」。這種共振是人與大自然達到高度和諧的標誌，是人體高度健康、高度智慧的表現。因此，我們在練八卦如意功時，應不倦地深入體會每一節功的功理，更自覺地使自己的「人體場」與「環境場」、「宇宙場」諧調一致。真正做到了天地人合一，就能心胸開闊，功德功力長進，不斷健身、健腦、健美，迅速邁向氣功的「自由王國」。

八卦如意功對人體生物場的影響

北京師範大學物理系副教授　韓繼嶺

八卦如意功是功效極為顯著的一種功法。五節動功每天只需一次，半小時左右，而練功者的大腦、五臟和中脈都能得到調理。常練此功者會感到精力格外充沛，動作分外靈活，反應特別敏捷，創造性思維和工作效率都明顯提高。

我在練功時，經常有觸電的感覺，這可能和練功中所產生的磁場和電場有關。如：練河圖行氣走太極，逆轉和順轉時，以及練中脈旋轉時，都有可能產生磁場。當練洛書生神功時、腹前、胸前和頭前轉太極時，兩手與太極球摩擦生電，產生出電場。當雙手合掌，沿任脈下降，外導內行時，有可能形成電場。當右手托月，左手托日，有冷熱感時，也可能形成溫差電動勢和溫差電場。

這種電場和磁場，一般是很微弱的，但是當我們練功時，處於高度的鬆靜狀態之下，人體的基礎代謝水平顯著降低，耗能將隨之顯著減少，而貯能卻相應地明顯增加，人體接受外來信息的靈敏度大為提高。

練功中產生的電場，以及來自宇宙或外界的電場，將引起人體內的有極分子和無極分子，分別產生轉向極化和位移極化。這兩種電偶極子在電場中的取向、極化將導致人體內有機分子的有序化。

人體內的有機分子都有分子電流，都是磁偶極子。練功中產生的磁場以及來自宇宙或外界的磁場，將引起這些磁偶極子的取向、磁化，也將導致人體內有機分子的有序化。

疾病疲勞、功能紊亂、機能衰退、精神緊張、飢渴勞累等都會引起有機分子不同程度地丟失有序化而導致人體生物墒的增加。

上述在練八卦如意功中所產生的電場和磁場卻可以使瀕於衰竭、淤滯和混亂的有機分子，有可能在電場力和磁場力的作用下改變其現有狀態，得到活力和生機，趨於有序化而導致人體生物墒的減少。

人體生物墒的減少，將使人健身祛病、益壽延年。這正是八卦如意功的奇效之一。

氣功態對科研的神奇效應

阜新礦業學院科研所　潘一山

我認為氣功態對世界的認識有以下幾個特點：

(1)、深刻性，世界再也不是雜亂無章的，能看到本質、共同的東西。

(2)、歷史性，能感知事物發展的歷史過程。

(3)、超前性，超出當代人的認識水平幾年、幾十年、幾百年，甚至幾千年。

(4)、全方位性，不是單向思維，而是上、下、左、右、前、後全方位的。

(5)、無約束性，已打破現代文明的一切框架。

另外它還具有一定的模糊性，不易重複性，所以把氣功態得到的認識直接作為最終結果是不行的，但是我們可以把氣功態對事物的認識，作為研究的一個方向、假設，採用現代理論、技術和手段去推理分析和計算，而有可能建立一門全新的理論。

對於一個從事科學研究工作的人來講，和氣功結合大有益處。這有兩方面的含義（這裡不包括從事氣功人體科學的）；一是練一種功法，在思考問題時，更容易進入氣功態，這時對所研究的問題，更容易有新的想法。二是可以和高功夫大師合作，把氣功師在氣功態下的認識作為自己的研究方向或假設，必能提出高人一等的思想、理論。我在這兩方面都做了一點初步的嘗試。

兩年前，我開始學練八卦如意功。健身方面當然收到很大效果，自感精力比以前充沛幾倍。但是意外的收穫是，每當我靜心思考一個問題時，自感進入一定程度的氣功態，此時似乎對所研究的問題的想法像泉水一樣噴湧而來，遇到思考難點問題，很快就會提出一個新的假設，把這個問題解決了。這樣從去年到今年寫出了幾篇有一定質量的論文。經過這些努力，準備和導師一起建立一門採礦岩體結構穩定性理論。

第二方面，就是請趙維漢大師，做一些採礦工程的岩石力學問題的試驗。例如，趙老師對地震的感知是一種平衡理論，認為有兩處可能的震源。這和目前地震的破裂、粘滑和包體理論是完全不同的。趙老師對地震的這個認識，我準備以後研究。目前在採礦工程中發生的一些現象，如衝擊地壓、瓦斯突出等，雖然已提出一些理論，但是有很多現象還解釋不了，例如，瓦斯突出前，採場溫度會下降等。

趙老師在氣功態下，完全可以對這個問題有一個新的認識。趙老師感知的，如果直接作為結果發表是不行的。因為普遍人觀察不到。但是可以把趙老師的結果作為我的一個假設、研究方向，通過進一步研究，可能建立一種解釋採礦發生現象的新理論。

去年十一月中旬，我們請趙老師來到衝擊地壓試驗室。試驗是讓趙老師觀察感知煤、泥岩在加載變形過程中，光、電、溫度、裂紋擴展情況的變化及瓦斯在煤體中的流動情況。

對於煤樣加載過程中光的變化，已有初步結果，試驗過程中趙老師觀察到在加載開始時，試件端部發紅光，隨載荷增加光的顏色發生變化，到煤樣破壞之前出現紫光，之後就破壞了。關於其它方面試驗結果和這種結果的分析，準備作為下步的研究工作。

氣功外氣對大白菜影響的初步觀察

中國八卦如意功應用研究所　都祖堯
北師大生物系　周雲龍　馬象惠

氣功外氣對人體的影響已為衆多事實證實。而植物作為一種生命體是否也能接受氣功外氣，按人的意志去改變它的生理機能乃至遺傳因子呢？如能做到，人類就有可能更自由地改造大自然，更迅速地推進生產向前發展。

一九九〇年七月下旬至九月下旬，由中國八卦如意功應用研究所都祖堯與北師大生物系周雲龍、馬象惠合作，對我國新一號大白菜作了外氣處理實驗。從種子發芽到整個生長過程，都進行了仔細的對比觀察，最後還進行了主要營養成分的化驗分析，發現了一些可喜的苗頭和一些值得進一步研究的問題。

一、試驗過程

這次試驗分試驗一組、試驗二組和對照組。試驗一組：調宇宙的某個好氣場之氣對種子照射十五分鐘；試驗二組：調人體內氣對種子發功十五分鐘；對照組：對種子不作任何處理，試驗一、二組發功時配合艮性意念。

試驗田是一畝呈三角形保持一定距離的三畦地。土質基本相同，田間管理完全一樣。生長過程中，僅對試驗一組先後調氣發功九次。

生長初期，三畦白菜不同程度出現蟲害。為了觀察抗蟲害能力，均不噴農藥。

二、試驗結果

		試驗一組	試驗二組	對照組
發芽率		一〇〇%	一〇〇%	一〇〇%
生長速度		四片真葉後正常	四片真葉後緩慢	四片真葉後基本正常
外形	顏色	墨葉	淺綠	淺綠
	葉片	肥厚	較薄	厚薄一般
	主脈	舒展長勢喜人	抽縮	舒展
	支脈	舒展	抽縮	抽縮
蟲害		較輕，自我控制快	較嚴重自我控制慢	同2
間苗後定棵數		四九棵（含移的苗）	三二棵	二三棵（含移的苗）
總產（斤）		二二八・五	一〇四	一五〇・五
單棵最重（斤）		六・五	六・五	一〇
單棵最輕（斤）		三	不足二	二・五
平均棵重（斤）		四・七	三・二	六・五
營養	蛋白質	一毫克／克	／	〇・三毫克／克
	含糖量	四八毫克／克	／	三〇毫克／克

三、討論研究

1.從外觀到產量、味道和營養成分，試驗一組大多領先，與沒有進行外氣處理的對照組有某些不同的變化，尤其是營養成分。這說明，大白菜這種植物是能夠接受外氣的，特別是宇宙中好氣場的氣對植物的生長、營養成分等確有促進作用。

2.試驗二組為什麼各項都不如一組，甚至不如對照組呢？這是值得探討的問題。是植物不願接受人的內氣呢？還是發氣的方式不妥呢？八卦如意功創編人趙維漢先生初步認為，這是由於內氣外發時，體表的油分子帶到了種子裡。白菜生長時，葉片的邊緣被一層油氣包住了，脈絡舒展不開，影響了生長。下次實驗時，將改進發氣方法，配合新意念，有可能使大白菜接受人外發的內氣。

3.第一次的大白菜試驗，規模小，對比量有限。多少會影響準確性。但只要有變化就說明問題，鼓舞我們進一步去試驗。今年將擴大試驗面積。試驗組的種子將進行新的氣功處理，配合新的意念，力爭取得新的突破。

練八卦如意功為什麼不出偏

北京煤炭管理幹部學院副教授　田佩俊

練功者最怕出偏，即所謂「走火入魔」。「走火」是過於偏陽而致。心、肝、肺陽亢，頭暈腦脹，胸悶憋氣，面紅耳赤，嚴重者幻聽、幻覺，精神失常。「失魔」是過於偏陰而致。全身寒症，面色青黑，邪氣入心，心慌意亂。這時信號敏感而失控，甚至受外界控制，造成癔症。

八卦如意功從動功到靜功，從初級功到中、高級玄機神功，都完美地解決了防偏的問題。八卦如意功強調練中脈（百會——會陰）。這是一種獨特的練法。中脈通過百會上接上天宇宙，通過會陰下接地下星空。可粗可細，旋轉上下運行。百會為人體的陽極，會陰是人體的陰極。人體陰陽極與宇宙陰陽相接，構成天地人連通。

上下按河圖洛書順根生運轉，體內刮旋風，使中脈儲氣、生電、發光、生神，安全順利地衝開十二正經、奇經八脈和主要關竅。

八卦如意功強調練任脈。開通任脈，心胸開闊，心情舒暢。練功初不允許空運周天。氣不足時，運行督脈會把人體下部濁氣帶入腦，產生不良後果，屬拔苗助長。如果加強中脈、任脈、三個丹田；會順利迅速地自動打通小周天、大周天、宇宙周天。

八卦如意功強調上虛下實。上虛指人體上部為陰、為涼、為虛，上丹田虛空、敏感、神足，有利於清腦益智，防止心肺肝陽亢。下實是指人體下部為陽、為熱、為實，下丹田實，腎溫、腹熱、下肢有力。上虛下實是人體康壽之象，能達到氣足、神足、功力強大、意念力強。

八卦如意功強調練神。認為神為君，氣為臣。只能神指揮氣，不能氣指揮神。神要足，必須氣足，五行氣俱全，要不斷增加氣的品種和提高氣的質量。八卦如意功認為氣「越細越密越太極」，信息也就越強，只有神足，自身控制能力才會強，才能具有控制外界和宇宙的能力。

八卦如意功強調採宇宙氣，不採植物氣、動物氣和人氣。宇宙氣是最原始之氣，不受汚染之氣，河圖相生之氣，品種齊全，質量高，能量大，信息豐富，取之不盡。八卦如意功練人體洛書與宇宙河圖的大交換、大循環。

八卦如意功強調以練功為本，順其自然，不過於追求，功到自然成。「道心在悟，道心在微，道心在危，道心在堅。」

八卦如意功從以上幾個方面解決了練功出偏的問題，自然也就不會出偏了。

功德統一，性命雙修

北京師範大學教育系副教授　郭齊家

趙維漢先生曾經說過：「德要修，功要練，但德是根本。」這句話深刻地講淸了修德與練功的辨證關係，這是我們學練氣功的一個至關重要的問題。

呂祖說：「只修性，不修命，此是修行第一病。」人們常說：「修德不練功，到老一場空。」練精、練氣、練血、練筋、練骨、練皮，屬於「修命」，即人們常說的「練功」。練神、練魂、練志、練靈、練靜、練定，屬於「修性」，即人們常說的「修德」。性為陰，命為陽，只修陰，不修陽，好像「牝雞有卵，其雛不全。」

古代氣功家還認為「德為功母」，「以德培功」，「未練還丹先練性」，認為德是功之本，德是功之源，在學練命功之先，應修性、修德，涵養好本性。由此可見，古代氣功家十分重視修德，認為修德是練好氣功的先決條件，是練好氣功的根本動力，也是學練氣功的重要內容。

氣功是人類實踐性很強的活動。我們主張勤奮練功，刻苦修德，功德統一，性命雙修，動靜相兼，不可偏廢。只有這樣才能達到陰陽調和、氣血和暢、經絡疏通、真氣充盈。

呂祖說：「性命雙修玄又玄，海底洪波駕法船」，「這個道，非常道，性命根，生死竅」。可見修德練功，性命雙修，乃是學練氣功的根本大道，是學練氣功應遵循的客觀規律，如果偏廢，就得不到大道。老子說：「道法自然」。修德練功，功德統一，即是順應自然，遵循天道。

我們學練「中國八卦如意功」，一方面要循序漸進，勤奮好學，初級功、中級功、高級功，可以引出千百種功法來，這些功法都是一個個階梯，由此攀登到最高境界去。如果我們只停留在一種功法、一個層次上，那也是一種執著，也是不悟大道的。

另一方面要多做善事，廣結善緣，普度衆生，遵循大道。做善事而不圖報，此為積德。德高則功才易高。善心善意做事，誠心誠意助人，心超世而行淑世。做事，要採取「入世」的態度，必須認認真真地投入，而不能玩世不恭；而做人，則要「出世」的態度，不必計較眼前的「身外之物」。性命雙修，功德統一，而德為根本，修德是把根基立正。因為一切功法是源於大道、服務於大道的。心不正、性不純的人，不得入其門。

如果有人以某種功法去謀取個人名譽、地位、金錢、女人，謀私利，做壞事，即使有些微遙感、遙視、預測能力或其它法術，其實那只不過是「小技」而已，那是永遠不會得道的。

雁蕩山曾有位高壽的法師說過：「一個人做了好事，身上留下一點紅光，倘做了壞事，則留下一點黑點。」有的氣功師曾名噪於一時，但後來追求功利主義與拜金主義，貪財、貪色、貪生怕死，因貪而迷失而墮落，在世俗生活中表現得很偏執，無大德，對世界的認識與理解十分幼稚膚淺，對人民有害無益，因而不能成道，反有損於大道。

修德練功，性命雙修，這是練精化氣、練氣化神、練神還虛、練虛合道的過程，也是磨練心性、涵養性情、淨化心靈、脫胎換骨的過程，也是悟道、究道、得道的過程，是一個曠日持久的修煉過程，也是一個充滿無窮樂趣的過程。

無論我們從政、經商、教書、育人、做學問、研究科技、生活、處世，都要自然自在，心無掛礙，坦坦蕩蕩。我們隨時修煉自己，要使整個心身漸入寧靜、和諧、平衡、清澈、忘我而與萬物融合的境界。

不生氣，不賭氣，不小氣，一切騷動、衝突、破壞、污濁、利慾都盡被蕩滌，煙消而去，於是善良、美好、純真的德性就在無聲無息、潛移默化之中自然而生，一塵小埃都沾染不上，彷彿眼中容不得一粒沙子，那麼，我們就會心地寬闊，寬心大度，心中清靜，渾身透明，通通暢暢，開開朗朗，空空蕩蕩，光光明明，才會真正的「如意」，與道合一，與宇宙合一。

只要我們始終堅持修德練功，性命雙修，那麼我們就會始終保持那種無私、無畏、無榮、無辱、無憂、無慮、無驚、無恐、無焦、無躁、無煩、無惱、無牽、無掛、光明、正大、磊落、坦蕩的狀態，那麼我們就會「以道蒞天下，其鬼不神」，就會「無為而無不為」。我們的心靈才能真正鬆弛地懸浮於宇宙的信息場中，真正處於靈敏的自由態中，才能很好地汲取宇宙中的智慧和能量，才能真正的悟道、究道、得道。

韜光養晦，和光同塵。與人為善，廣積陰德。曠達逸興，淡泊養志。反樸還淳，享樂天真。弘揚大道，重任在身。為中國人民服務，為全人類服務，為全宇宙服務，這就是我們修德練功、性命雙修的真正目的。

作者小傳

本書作者、《中國八卦如意功》創編人趙維漢先生，道號玄覺真人。現任中國氣功科學研究會特約會員、中國氣功科學會諮詢服務中心副理事長、中國氣功科學研究會諮詢服務中心八卦如意功應用研究所所長。

趙維漢先生係遼寧省遼中縣四方台鄉西餘村人。祖籍山東。其父趙思文善於數術，對傳統道家氣功有一定造詣，對陰陽五行、五運六氣比較精通，且能運用於生產、生活實踐。

趙維漢先生孩提時代就向父親學習奇功異術，觀雲認天氣，觀星定方向及五運六氣、奇門遁甲等知識。其母肖玉英善良仁慈，博文強記，喜歡古典文學。先生兒時常倚母親身旁，聆聽古代練功之士法術如何高明、法寶如何厲害的故事，常常聽得入迷。

先生生於一九三八年七月二十一日。據其母講，在出生那年農曆臘月三十晚上，他突然得了一場怪病，一病就是半年，不吃奶，不會笑，眼珠也不會轉動，雖訪遍四方醫生，無人能治。母親每天只能餵他點冷水，全家人對他的病萬分焦急，卻無可奈何。

直到第二年夏天，在他剛滿一周歲的時候，忽然從遠方來了一位大喇嘛，口中唸唸有詞，徑直來到先生眼前，為先生摸頂，又口吹仙氣，行動作法。不想，先生的病竟奇蹟般地痊癒了。待父母再去找那位大喇嘛時，卻無處可尋了。自此以後，先生的眼睛似乎不同於別的孩子，能看見別的孩子所看不見的東西，有時竟難以叫人相信。

稍長，先生酷愛數術、法術、醫術，對醫藥學、中醫學、天文學、地理學、歷史學和易經深感興趣，尤其是對祖傳的道家氣功更是入了迷。經常晚上在暗處練推井推樹功夫，夏練三伏，冬練三九，久而久之，形成了習慣，練出了功能。

一九五五年先生在營口市念高中，一九五七年考取了工科大學，一九六一年大學畢業，分配在遼寧省阜新市工作。一九八二年晉升為化工工程師。七十年代以後，先生全面、深入、系統地研究了中西醫理論達七年之久，並對氣功全身心地投入，產生了用氣功查病治病調理的功能，開始對如何練出極巧妙的功夫，並同祖傳的神機妙法結合起來，開發人的潛在功能，改造大自然，極感興趣。遂總結出許多玄機神功手段，如借花獻佛、天女散花、二郎玄風等等，並開始運用氣功功夫為社會服務。先生的透視、遙視、遙感、預測的功夫，逐漸為群衆所承認，在先生周圍漸漸聚集了越來越多的弟子和信徒。

一九八六年八月先生去山東濰坊參加了中國數術學大師、九華山人陳維輝教授主講的全國第一屆「數術和氣功治癌學習班」，先生對陳教授極為尊重，以師相待，並結識了氣功界的一些朋友。同年先生又創造了幾十種高級靜功手段。後又應邀參加了在河北省保定市舉行的全國第一屆「三北氣功經驗交流會」，在會上發表了《關於人體場性能的感受》一文（此文後載於《氣功與科學》一九八七年第七期），受到氣功界的好評。

先生認為，氣功是幾千年來我們炎黃子孫們的智慧結晶，應努力挖掘繼承，但我們還應推陳出新，把古代氣功同現代科學結合起來，使中國的文化瑰寶發揚光大。先生認爲古代以地球爲核心的宇宙觀也是有侷限的，在沒有認識地球是圓的時代，就不會考慮地球那一面的星空以及地下磁場。而今天，我們在氣功修煉中必須考慮這些。

為了廣大群衆更好更快地練出高級功能，先生在多年練功的基礎上，把傳統氣功與現代科學緊密結合起來，創編了「中國八卦如意功」。這套功法首先在少數人中密練，取得了很好的效果，於是在一九八七年二月正式公開，並在遼寧省阜新市和湖北省武漢市進行較大規模的試驗，得到極大的成功之後，逐漸在全國幾十個省市推廣。

一九九〇年，台灣出資，香港新崑崙影業公司來京攝錄「中國八卦如意功」，從此八卦如意功傳至海外，現今在日本、美國、加拿大、瑞士、阿塞拜彊、布隆迪、安哥拉等國，台灣、香港等地區都有學練「八卦如意功」的弟子。台北的戴時佑在大陸學了「八卦如意功」後，回到當地已向幾十人傳授了此功法。

「八卦如意功」是趙維漢先生以祖傳道家氣功為根基，吸取各家氣功之精華創編的，它以周易理論為指導，以打通中脈為練功的核心手段，運用反作用力的原理和手法，廣採天、地、日月星辰之精以充實人體之能量。此功法強調強五臟、清大腦、治病健身、延年益壽、開發人的潛在功能。根據實驗資料統計，凡是習練「八卦如意功」的人，絕大多數均可收到健體、健美、健腦、開智的功效，因此「八卦如意功」深受廣大群眾的歡迎。

一九八八年趙維漢先生應中國氣功科學研究會的邀請，在北京參加了中國氣功科學研究會諮詢服務中心的工作，並主辦了多次「八卦如意功」全國學習班。以後又在全國各地開辦了不同層次的學習班。幾年來，全國各地「八卦如意功」學習班如雨後春筍，破土而出，培養了一大批有相當素養的氣功師。一九九〇年四月先生在北京師大試點，傳授「八卦如意功玄機神功㈠」，隨後逐漸在全國幾個省市推廣。目前先生已開始在少數氣功愛好者中試點傳播「八卦如意功玄機神功（二）」。為了表彰趙維漢先生的功績，中國氣功科學研究會諮詢服務中心於一九九二年一月授給他「成績卓著」的榮譽證書。

「中國八卦如意功」是一套開放式的功法，它不會停留在一個水平上，它總是在不斷發展，不斷深化，不斷創新。隨著時代的要求，它將有一個廣闊的發展領域和美好前景。正是：

「離麗中天萬道光，
孜孜行健鐘金剛；
神州富有強身術，
人人愉悅盡壽康。」

（合道）

•法律專欄連載• 電腦編號 58

台大法學院 法律學系／策劃 法律服務社／編著

①別讓您的權利睡著了1	200元
②別讓您的權利睡著了2	200元

•秘傳占卜系列• 電腦編號 14

①手相術	淺野八郎著	150元
②人相術	淺野八郎著	150元
③西洋占星術	淺野八郎著	150元
④中國神奇占卜	淺野八郎著	150元
⑤夢判斷	淺野八郎著	150元
⑥前世、來世占卜	淺野八郎著	150元
⑦法國式血型學	淺野八郎著	150元
⑧靈感、符咒學	淺野八郎著	150元
⑨紙牌占卜學	淺野八郎著	150元
⑩ＥＳＰ超能力占卜	淺野八郎著	150元
⑪猶太數的秘術	淺野八郎著	150元
⑫新心理測驗	淺野八郎著	160元

•趣味心理講座• 電腦編號 15

①性格測驗1	探索男與女	淺野八郎著	140元
②性格測驗2	透視人心奧秘	淺野八郎著	140元
③性格測驗3	發現陌生的自己	淺野八郎著	140元
④性格測驗4	發現你的真面目	淺野八郎著	140元
⑤性格測驗5	讓你們吃驚	淺野八郎著	140元
⑥性格測驗6	洞穿心理盲點	淺野八郎著	140元
⑦性格測驗7	探索對方心理	淺野八郎著	140元
⑧性格測驗8	由吃認識自己	淺野八郎著	140元
⑨性格測驗9	戀愛知多少	淺野八郎著	140元

⑩性格測驗10　由裝扮瞭解人心	淺野八郎著	140元
⑪性格測驗11　敲開內心玄機	淺野八郎著	140元
⑫性格測驗12　透視你的未來	淺野八郎著	140元
⑬血型與你的一生	淺野八郎著	140元
⑭趣味推理遊戲	淺野八郎著	160元
⑮行為語言解析	淺野八郎著	160元

・婦 幼 天 地・電腦編號16

①八萬人減肥成果	黃靜香譯	150元
②三分鐘減肥體操	楊鴻儒譯	150元
③窈窕淑女美髮秘訣	柯素娥譯	130元
④使妳更迷人	成　玉譯	130元
⑤女性的更年期	官舒妍編譯	160元
⑥胎內育兒法	李玉瓊編譯	150元
⑦早產兒袋鼠式護理	唐岱蘭譯	200元
⑧初次懷孕與生產	婦幼天地編譯組	180元
⑨初次育兒12個月	婦幼天地編譯組	180元
⑩斷乳食與幼兒食	婦幼天地編譯組	180元
⑪培養幼兒能力與性向	婦幼天地編譯組	180元
⑫培養幼兒創造力的玩具與遊戲	婦幼天地編譯組	180元
⑬幼兒的症狀與疾病	婦幼天地編譯組	180元
⑭腿部苗條健美法	婦幼天地編譯組	150元
⑮女性腰痛別忽視	婦幼天地編譯組	150元
⑯舒展身心體操術	李玉瓊編譯	130元
⑰三分鐘臉部體操	趙薇妮著	160元
⑱生動的笑容表情術	趙薇妮著	160元
⑲心曠神怡減肥法	川津祐介著	130元
⑳內衣使妳更美麗	陳玄茹譯	130元
㉑瑜伽美姿美容	黃靜香編著	150元
㉒高雅女性裝扮學	陳珮玲譯	180元
㉓蠶糞肌膚美顏法	坂梨秀子著	160元
㉔認識妳的身體	李玉瓊譯	160元
㉕產後恢復苗條體態	居理安・芙萊喬著	200元
㉖正確護髮美容法	山崎伊久江著	180元
㉗安琪拉美姿養生學	安琪拉蘭斯博瑞著	180元

・青 春 天 地・電腦編號17

①A血型與星座	柯素娥編譯	120元
②B血型與星座	柯素娥編譯	120元

③O血型與星座	柯素娥編譯	120元
④AB血型與星座	柯素娥編譯	120元
⑤青春期性教室	呂貴嵐編譯	130元
⑥事半功倍讀書法	王毅希編譯	150元
⑦難解數學破題	宋釗宜編譯	130元
⑧速算解題技巧	宋釗宜編譯	130元
⑨小論文寫作秘訣	林顯茂編譯	120元
⑪中學生野外遊戲	熊谷康編著	120元
⑫恐怖極短篇	柯素娥編譯	130元
⑬恐怖夜話	小毛驢編譯	130元
⑭恐怖幽默短篇	小毛驢編譯	120元
⑮黑色幽默短篇	小毛驢編譯	120元
⑯靈異怪談	小毛驢編譯	130元
⑰錯覺遊戲	小毛驢編譯	130元
⑱整人遊戲	小毛驢編著	150元
⑲有趣的超常識	柯素娥編譯	130元
⑳哦！原來如此	林慶旺編譯	130元
㉑趣味競賽100種	劉名揚編譯	120元
㉒數學謎題入門	宋釗宜編譯	150元
㉓數學謎題解析	宋釗宜編譯	150元
㉔透視男女心理	林慶旺編譯	120元
㉕少女情懷的自白	李桂蘭編譯	120元
㉖由兄弟姊妹看命運	李玉瓊編譯	130元
㉗趣味的科學魔術	林慶旺編譯	150元
㉘趣味的心理實驗室	李燕玲編譯	150元
㉙愛與性心理測驗	小毛驢編譯	130元
㉚刑案推理解謎	小毛驢編譯	130元
㉛偵探常識推理	小毛驢編譯	130元
㉜偵探常識解謎	小毛驢編譯	130元
㉝偵探推理遊戲	小毛驢編譯	130元
㉞趣味的超魔術	廖玉山編著	150元
㉟趣味的珍奇發明	柯素娥編著	150元
㊱登山用具與技巧	陳瑞菊編著	150元

•健 康 天 地• 電腦編號 18

①壓力的預防與治療	柯素娥編譯	130元
②超科學氣的魔力	柯素娥編譯	130元
③尿療法治病的神奇	中尾良一著	130元
④鐵證如山的尿療法奇蹟	廖玉山譯	120元
⑤一日斷食健康法	葉慈容編譯	120元

⑥胃部強健法	陳炳崑譯	120元
⑦癌症早期檢查法	廖松濤譯	160元
⑧老人痴呆症防止法	柯素娥編譯	130元
⑨松葉汁健康飲料	陳麗芬編譯	130元
⑩揉肚臍健康法	永井秋夫著	150元
⑪過勞死、猝死的預防	卓秀貞編譯	130元
⑫高血壓治療與飲食	藤山順豐著	150元
⑬老人看護指南	柯素娥編譯	150元
⑭美容外科淺談	楊啟宏著	150元
⑮美容外科新境界	楊啟宏著	150元
⑯鹽是天然的醫生	西英司郎著	140元
⑰年輕十歲不是夢	梁瑞麟譯	200元
⑱茶料理治百病	桑野和民著	180元
⑲綠茶治病寶典	桑野和民著	150元
⑳杜仲茶養顏減肥法	西田博著	150元
㉑蜂膠驚人療效	瀨長良三郎著	150元
㉒蜂膠治百病	瀨長良三郎著	150元
㉓醫藥與生活	鄭炳全著	180元
㉔鈣長生寶典	落合敏著	180元
㉕大蒜長生寶典	木下繁太郎著	160元
㉖居家自我健康檢查	石川恭三著	160元
㉗永恒的健康人生	李秀鈴譯	200元
㉘大豆卵磷脂長生寶典	劉雪卿譯	150元
㉙芳香療法	梁艾琳譯	160元
㉚醋長生寶典	柯素娥譯	180元
㉛從星座透視健康	席拉·吉蒂斯著	180元
㉜愉悅自在保健學	野本二士夫著	160元
㉝裸睡健康法	丸山淳士等著	160元
㉞糖尿病預防與治療	藤田順豐著	180元
㉟維他命長生寶典	菅原明子著	180元
㊱維他命C新效果	鐘文訓編	150元
㊲手、腳病理按摩	堤芳郎著	160元
㊳AIDS瞭解與預防	彼得塔歇爾著	180元
㊴甲殼質殼聚糖健康法	沈永嘉譯	160元

·實用女性學講座·電腦編號 19

①解讀女性內心世界	島田一男著	150元
②塑造成熟的女性	島田一男著	150元
③女性整體裝扮學	黃靜香編著	180元
④女性應對禮儀	黃靜香編著	180元

・校 園 系 列・電腦編號20

①讀書集中術	多湖輝著	150元
②應考的訣竅	多湖輝著	150元
③輕鬆讀書贏得聯考	多湖輝著	150元
④讀書記憶秘訣	多湖輝著	150元
⑤視力恢復！超速讀術	江錦雲譯	180元

・實用心理學講座・電腦編號21

①拆穿欺騙伎倆	多湖輝著	140元
②創造好構想	多湖輝著	140元
③面對面心理術	多湖輝著	160元
④偽裝心理術	多湖輝著	140元
⑤透視人性弱點	多湖輝著	140元
⑥自我表現術	多湖輝著	150元
⑦不可思議的人性心理	多湖輝著	150元
⑧催眠術入門	多湖輝著	150元
⑨責罵部屬的藝術	多湖輝著	150元
⑩精神力	多湖輝著	150元
⑪厚黑說服術	多湖輝著	150元
⑫集中力	多湖輝著	150元
⑬構想力	多湖輝著	150元
⑭深層心理術	多湖輝著	160元
⑮深層語言術	多湖輝著	160元
⑯深層說服術	多湖輝著	180元
⑰掌握潛在心理	多湖輝著	160元

・超現實心理講座・電腦編號22

①超意識覺醒法	詹蔚芬編譯	130元
②護摩秘法與人生	劉名揚編譯	130元
③秘法！超級仙術入門	陸　明譯	150元
④給地球人的訊息	柯素娥編著	150元
⑤密教的神通力	劉名揚編著	130元
⑥神秘奇妙的世界	平川陽一著	180元
⑦地球文明的超革命	吳秋嬌譯	200元
⑧力量石的秘密	吳秋嬌譯	180元
⑨超能力的靈異世界	馬小莉譯	200元

・養 生 保 健・電腦編號23

①醫療養生氣功	黃孝寬著	250元
②中國氣功圖譜	余功保著	230元
③少林醫療氣功精粹	井玉蘭著	250元
④龍形實用氣功	吳大才等著	220元
⑤魚戲增視強身氣功	宮　嬰著	220元
⑥嚴新氣功	前新培金著	250元
⑦道家玄牝氣功	張　章著	200元
⑧仙家秘傳袪病功	李遠國著	160元
⑨少林十大健身功	秦慶豐著	180元
⑩中國自控氣功	張明武著	250元
⑪醫療防癌氣功	黃孝寬著	250元
⑫醫療強身氣功	黃孝寬著	250元
⑬醫療點穴氣功	黃孝寬著	220元
⑭中國八卦如意功	趙維漢著	

・社會人智囊・電腦編號24

①糾紛談判術	清水增三著	160元
②創造關鍵術	淺野八郎著	150元
③觀人術	淺野八郎著	180元
④應急詭辯術	廖英迪編著	160元
⑤天才家學習術	木原武一著	160元
⑥猫型狗式鑑人術	淺野八郎著	180元
⑦逆轉運掌握術	淺野八郎著	180元
⑧人際圓融術	澀谷昌三著	160元

・精 選 系 列・電腦編號25

①毛澤東與鄧小平	渡邊利夫等著	280元
②中國大崩裂	江戶介雄著	180元
③台灣・亞洲奇蹟	上村幸治著	220元
④7-ELEVEN高盈收策略	國友隆一著	180元

・運 動 遊 戲・電腦編號26

①雙人運動	李玉瓊譯	160元
②愉快的跳繩運動	廖玉山譯	180元
③運動會項目精選	王佑京譯	150元

④肋木運動	廖玉山譯	150元
⑤測力運動	王佑宗譯	150元

・心 靈 雅 集・電腦編號00

①禪言佛語看人生	松濤弘道著	180元
②禪密教的奧秘	葉逯謙譯	120元
③觀音大法力	田口日勝著	120元
④觀音法力的大功德	田口日勝著	120元
⑤達摩禪106智慧	劉華亭編譯	150元
⑥有趣的佛教研究	葉逯謙編譯	120元
⑦夢的開運法	蕭京凌譯	130元
⑧禪學智慧	柯素娥編譯	130元
⑨女性佛教入門	許俐萍譯	110元
⑩佛像小百科	心靈雅集編譯組	130元
⑪佛教小百科趣談	心靈雅集編譯組	120元
⑫佛教小百科漫談	心靈雅集編譯組	150元
⑬佛教知識小百科	心靈雅集編譯組	150元
⑭佛學名言智慧	松濤弘道著	220元
⑮釋迦名言智慧	松濤弘道著	220元
⑯活人禪	平田精耕著	120元
⑰坐禪入門	柯素娥編譯	120元
⑱現代禪悟	柯素娥編譯	130元
⑲道元禪師語錄	心靈雅集編譯組	130元
⑳佛學經典指南	心靈雅集編譯組	130元
㉑何謂「生」　阿含經	心靈雅集編譯組	150元
㉒一切皆空　般若心經	心靈雅集編譯組	150元
㉓超越迷惘　法句經	心靈雅集編譯組	130元
㉔開拓宇宙觀　華嚴經	心靈雅集編譯組	130元
㉕真實之道　法華經	心靈雅集編譯組	130元
㉖自由自在　涅槃經	心靈雅集編譯組	130元
㉗沈默的教示　維摩經	心靈雅集編譯組	150元
㉘開通心眼　佛語佛戒	心靈雅集編譯組	130元
㉙揭秘寶庫　密教經典	心靈雅集編譯組	130元
㉚坐禪與養生	廖松濤譯	110元
㉛釋尊十戒	柯素娥編譯	120元
㉜佛法與神通	劉欣如編著	120元
㉝悟（正法眼藏的世界）	柯素娥編譯	120元
㉞只管打坐	劉欣如編譯	120元
㉟喬答摩・佛陀傳	劉欣如編著	120元
㊱唐玄奘留學記	劉欣如編譯	120元

㊲佛教的人生觀	劉欣如編譯	110元
㊳無門關（上卷）	心靈雅集編譯組	150元
㊴無門關（下卷）	心靈雅集編譯組	150元
㊵業的思想	劉欣如編著	130元
㊶佛法難學嗎	劉欣如著	140元
㊷佛法實用嗎	劉欣如著	140元
㊸佛法殊勝嗎	劉欣如著	140元
㊹因果報應法則	李常傳編	140元
㊺佛教醫學的奧秘	劉欣如編著	150元
㊻紅塵絕唱	海　若著	130元
㊼佛教生活風情	洪丕謨、姜玉珍著	220元
㊽行住坐臥有佛法	劉欣如著	160元
㊾起心動念是佛法	劉欣如著	160元
㊿四字禪語	曹洞宗青年會	200元
51妙法蓮華經	劉欣如編著	160元

•經營管理•電腦編號01

◎創新經營管理六十六大計（精）	蔡弘文編	780元
①如何獲取生意情報	蘇燕謀譯	110元
②經濟常識問答	蘇燕謀譯	130元
③股票致富68秘訣	簡文祥譯	200元
④台灣商戰風雲錄	陳中雄著	120元
⑤推銷大王秘錄	原一平著	180元
⑥新創意•賺大錢	王家成譯	90元
⑦工廠管理新手法	琪　輝著	120元
⑧奇蹟推銷術	蘇燕謀譯	100元
⑨經營參謀	柯順隆譯	120元
⑩美國實業24小時	柯順隆譯	80元
⑪撼動人心的推銷法	原一平著	150元
⑫高竿經營法	蔡弘文編	120元
⑬如何掌握顧客	柯順隆譯	150元
⑭一等一賺錢策略	蔡弘文編	120元
⑯成功經營妙方	鐘文訓著	120元
⑰一流的管理	蔡弘文編	150元
⑱外國人看中韓經濟	劉華亭譯	150元
⑲企業不良幹部群相	琪輝編著	120元
⑳突破商場人際學	林振輝編著	90元
㉑無中生有術	琪輝編著	140元
㉒如何使女人打開錢包	林振輝編著	100元
㉓操縱上司術	邑井操著	90元

㉔小公司經營策略　王嘉誠著　160元
㉕成功的會議技巧　鐘文訓編譯　100元
㉖新時代老闆學　黃柏松編著　100元
㉗如何創造商場智囊團　林振輝編譯　150元
㉘十分鐘推銷術　林振輝編譯　180元
㉙五分鐘育才　黃柏松編譯　100元
㉚成功商場戰術　陸明編譯　100元
㉛商場談話技巧　劉華亭編譯　120元
㉜企業帝王學　鐘文訓譯　90元
㉝自我經濟學　廖松濤編譯　100元
㉞一流的經營　陶田生編著　120元
㉟女性職員管理術　王昭國編譯　120元
㊱ＩＢＭ的人事管理　鐘文訓編譯　150元
㊲現代電腦常識　王昭國編譯　150元
㊳電腦管理的危機　鐘文訓編譯　120元
㊴如何發揮廣告效果　王昭國編譯　150元
㊵最新管理技巧　王昭國編譯　150元
㊶一流推銷術　廖松濤編譯　150元
㊷包裝與促銷技巧　王昭國編譯　130元
㊸企業王國指揮塔　松下幸之助著　120元
㊹企業精銳兵團　松下幸之助著　120元
㊺企業人事管理　松下幸之助著　100元
㊻華僑經商致富術　廖松濤編譯　130元
㊼豐田式銷售技巧　廖松濤編譯　180元
㊽如何掌握銷售技巧　王昭國編著　130元
㊿洞燭機先的經營　鐘文訓編譯　150元
52新世紀的服務業　鐘文訓編譯　100元
53成功的領導者　廖松濤編譯　120元
54女推銷員成功術　李玉瓊編譯　130元
55ＩＢＭ人才培育術　鐘文訓編譯　100元
56企業人自我突破法　黃琪輝編著　150元
58財富開發術　蔡弘文編著　130元
59成功的店舖設計　鐘文訓編著　150元
61企管回春法　蔡弘文編著　130元
62小企業經營指南　鐘文訓編譯　100元
63商場致勝名言　鐘文訓編譯　150元
64迎接商業新時代　廖松濤編譯　100元
66新手股票投資入門　何朝乾　編　180元
67上揚股與下跌股　何朝乾編譯　180元
68股票速成學　何朝乾編譯　180元
69理財與股票投資策略　黃俊豪編著　180元

⑰黃金投資策略	黃俊豪編著	180元
⑪厚黑管理學	廖松濤編譯	180元
⑫股市致勝格言	呂梅莎編譯	180元
⑬透視西武集團	林谷燁編譯	150元
⑯巡迴行銷術	陳蒼杰譯	150元
⑰推銷的魔術	王嘉誠譯	120元
⑱60秒指導部屬	周蓮芬編譯	150元
⑲精銳女推銷員特訓	李玉瓊編譯	130元
⑳企劃、提案、報告圖表的技巧	鄭 汶 譯	180元
㉑海外不動產投資	許達守編譯	150元
㉒八百件的世界策略	李玉瓊譯	150元
㉓服務業品質管理	吳宜芬譯	180元
㉔零庫存銷售	黃東謙編譯	150元
㉕三分鐘推銷管理	劉名揚編譯	150元
㉖推銷大王奮鬥史	原一平著	150元
㉗豐田汽車的生產管理	林谷燁編譯	150元

・成功寶庫・電腦編號 02

①上班族交際術	江森滋著	100元
②拍馬屁訣竅	廖玉山編譯	110元
④聽話的藝術	歐陽輝編譯	110元
⑨求職轉業成功術	陳 義編著	110元
⑩上班族禮儀	廖玉山編著	120元
⑪接近心理學	李玉瓊編著	100元
⑫創造自信的新人生	廖松濤編著	120元
⑭上班族如何出人頭地	廖松濤編著	100元
⑮神奇瞬間瞑想法	廖松濤編譯	100元
⑯人生成功之鑰	楊意苓編著	150元
⑲給企業人的諍言	鐘文訓編著	120元
⑳企業家自律訓練法	陳 義編譯	100元
㉑上班族妖怪學	廖松濤編著	100元
㉒猶太人縱橫世界的奇蹟	孟佑政編著	110元
㉓訪問推銷術	黃靜香編著	130元
㉕你是上班族中強者	嚴思圖編著	100元
㉖向失敗挑戰	黃靜香編著	100元
㉙機智應對術	李玉瓊編著	130元
㉚成功頓悟100則	蕭京凌編譯	130元
㉛掌握好運100則	蕭京凌編譯	110元
㉜知性幽默	李玉瓊編譯	130元
㉝熟記對方絕招	黃靜香編譯	100元

㉞男性成功秘訣	陳蒼杰編譯	130元
㊱業務員成功秘方	李玉瓊編著	120元
㊲察言觀色的技巧	劉華亭編著	130元
㊳一流領導力	施義彥編譯	120元
㊴一流說服力	李玉瓊編著	130元
㊵30秒鐘推銷術	廖松濤編譯	150元
㊶猶太成功商法	周蓮芬編譯	120元
㊷尖端時代行銷策略	陳蒼杰編著	100元
㊸顧客管理學	廖松濤編著	100元
㊹如何使對方說Yes	程　羲編著	150元
㊺如何提高工作效率	劉華亭編著	150元
㊼上班族口才學	楊鴻儒譯	120元
㊽上班族新鮮人須知	程　羲編著	120元
㊾如何左右逢源	程　羲編著	130元
㊿語言的心理戰	多湖輝著	130元
51扣人心弦演說術	劉名揚編著	120元
53如何增進記憶力、集中力	廖松濤譯	130元
55性惡企業管理學	陳蒼杰譯	130元
56自我啟發200招	楊鴻儒編著	150元
57做個傑出女職員	劉名揚編著	130元
58靈活的集團營運術	楊鴻儒編著	120元
60個案研究活用法	楊鴻儒編著	130元
61企業教育訓練遊戲	楊鴻儒編著	120元
62管理者的智慧	程　羲編譯	130元
63做個佼佼管理者	馬筱莉編譯	130元
64智慧型說話技巧	沈永嘉編譯	130元
66活用佛學於經營	松濤弘道著	150元
67活用禪學於企業	柯素娥編譯	130元
68詭辯的智慧	沈永嘉編譯	150元
69幽默詭辯術	廖玉山編譯	150元
70拿破崙智慧箴言	柯素娥編譯	130元
71自我培育・超越	蕭京凌編譯	150元
74時間即一切	沈永嘉編譯	130元
75自我脫胎換骨	柯素娥譯	150元
76贏在起跑點—人才培育鐵則	楊鴻儒編譯	150元
77做一枚活棋	李玉瓊編譯	130元
78面試成功戰略	柯素娥編譯	130元
79自我介紹與社交禮儀	柯素娥編譯	150元
80說NO的技巧	廖玉山編譯	130元
81瞬間攻破心防法	廖玉山編譯	120元
82改變一生的名言	李玉瓊編譯	130元

⑧③性格性向創前程	楊鴻儒編譯	130元
⑧④訪問行銷新竅門	廖玉山編譯	150元
⑧⑤無所不達的推銷話術	李玉瓊編譯	150元

•處世智慧•電腦編號03

①如何改變你自己	陸明編譯	120元
②人性心理陷阱	多湖輝著	90元
④幽默說話術	林振輝編譯	120元
⑤讀書36計	黃柏松編譯	120元
⑥靈感成功術	譚繼山編譯	80元
⑧扭轉一生的五分鐘	黃柏松編譯	100元
⑨知人、知面、知其心	林振輝譯	110元
⑩現代人的詭計	林振輝譯	100元
⑫如何利用你的時間	蘇遠謀譯	80元
⑬口才必勝術	黃柏松編譯	120元
⑭女性的智慧	譚繼山編譯	90元
⑮如何突破孤獨	張文志編譯	80元
⑯人生的體驗	陸明編譯	80元
⑰微笑社交術	張芳明譯	90元
⑱幽默吹牛術	金子登著	90元
⑲攻心說服術	多湖輝著	100元
⑳當機立斷	陸明編譯	70元
㉑勝利者的戰略	宋恩臨編譯	80元
㉒如何交朋友	安紀芳編著	70元
㉓鬥智奇謀（諸葛孔明兵法）	陳炳崑著	70元
㉔慧心良言	亦　奇著	80元
㉕名家慧語	蔡逸鴻主編	90元
㉗稱霸者啟示金言	黃柏松編譯	90元
㉘如何發揮你的潛能	陸明編譯	90元
㉙女人身態語言學	李常傳譯	130元
㉚摸透女人心	張文志譯	90元
㉛現代戀愛秘訣	王家成譯	70元
㉜給女人的悄悄話	妮倩編譯	90元
㉞如何開拓快樂人生	陸明編譯	90元
㉟驚人時間活用法	鐘文訓譯	80元
㊱成功的捷徑	鐘文訓譯	70元
㊲幽默逗笑術	林振輝著	120元
㊳活用血型讀書法	陳炳崑譯	80元
㊴心　燈	葉于模著	100元
㊵當心受騙	林顯茂譯	90元

㊶心・體・命運	蘇燕謀譯	70元
㊷如何使頭腦更敏銳	陸明編譯	70元
㊸宮本武藏五輪書金言錄	宮本武藏著	100元
㊺勇者的智慧	黃柏松編譯	80元
㊼成熟的愛	林振輝譯	120元
㊽現代女性駕馭術	蔡德華著	90元
㊾禁忌遊戲	酒井潔著	90元
52摸透男人心	劉華亭編譯	80元
53如何達成願望	謝世輝著	90元
54創造奇蹟的「想念法」	謝世輝著	90元
55創造成功奇蹟	謝世輝著	90元
56男女幽默趣典	劉華亭譯	90元
57幻想與成功	廖松濤譯	80元
58反派角色的啟示	廖松濤編譯	70元
59現代女性須知	劉華亭編著	75元
61機智說話術	劉華亭編譯	100元
62如何突破內向	姜倩怡編譯	110元
64讀心術入門	王家成編譯	100元
65如何解除內心壓力	林美羽編著	110元
66取信於人的技巧	多湖輝著	110元
67如何培養堅強的自我	林美羽編著	90元
68自我能力的開拓	卓一凡編著	110元
70縱橫交涉術	嚴思圖編著	90元
71如何培養妳的魅力	劉文珊編著	90元
72魅力的力量	姜倩怡編著	90元
73金錢心理學	多湖輝著	100元
74語言的圈套	多湖輝著	110元
75個性膽怯者的成功術	廖松濤編譯	100元
76人性的光輝	文可式編著	90元
78驚人的速讀術	鐘文訓編譯	90元
79培養靈敏頭腦秘訣	廖玉山編著	90元
80夜晚心理術	鄭秀美編譯	80元
81如何做個成熟的女性	李玉瓊編著	80元
82現代女性成功術	劉文珊編著	90元
83成功說話技巧	梁惠珠編譯	100元
84人生的真諦	鐘文訓編譯	100元
85妳是人見人愛的女孩	廖松濤編著	120元
87指尖・頭腦體操	蕭京凌編譯	90元
88電話應對禮儀	蕭京凌編著	120元
89自我表現的威力	廖松濤編譯	100元
90名人名語啟示錄	喬家楓編著	100元

國立中央圖書館出版品預行編目資料

中國八卦如意功／趙維漢著，——初版
——臺北市；大展，民85
面；　公分——（養生保健；14）
ISBN 957-557-579-2（平裝）

1.氣功

411.12　　　85000932

行政院新聞局局版臺陸字第100258號核准
北京人民體育出版社授權中文繁體字版

ISBN 957-557-579-2

中國八卦如意功

著　者／趙　維　漢
發行人／蔡　森　明
出版者／大展出版社有限公司
社　址／台北市北投區（石牌）
致遠一路二段12巷1號
電　話／(02) 8236031・8236033
傳　真／(02) 8272069
郵政劃撥／0166955－1
登記證／局版臺業字第2171號
承印者／高星企業有限公司
裝　訂／日新裝訂所
排版者／千賓電腦打字有限公司
電　話／（02）8836052
初　版／1996年（民85年）3月
定　價／180元

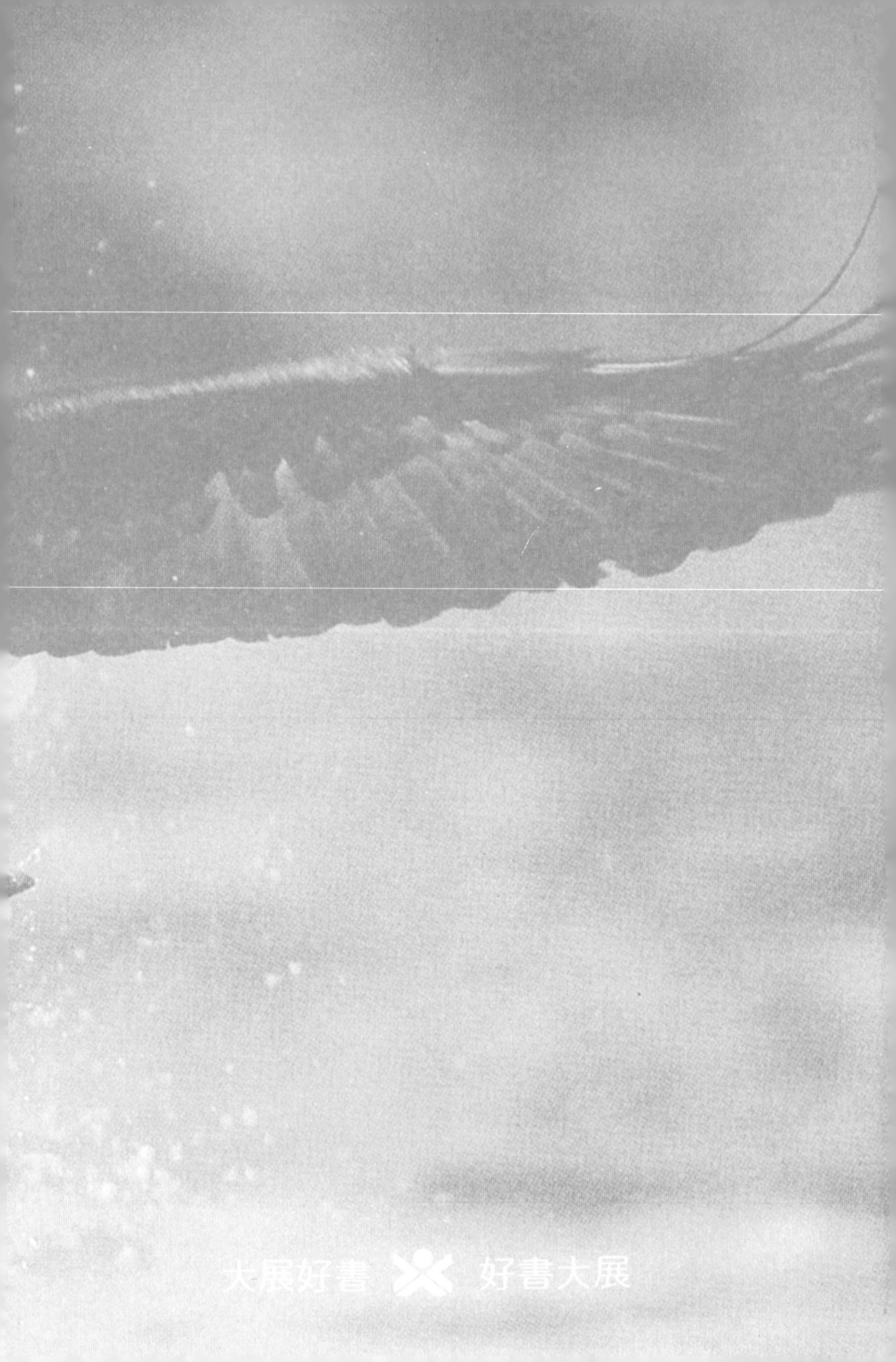
大展好書 好書大展

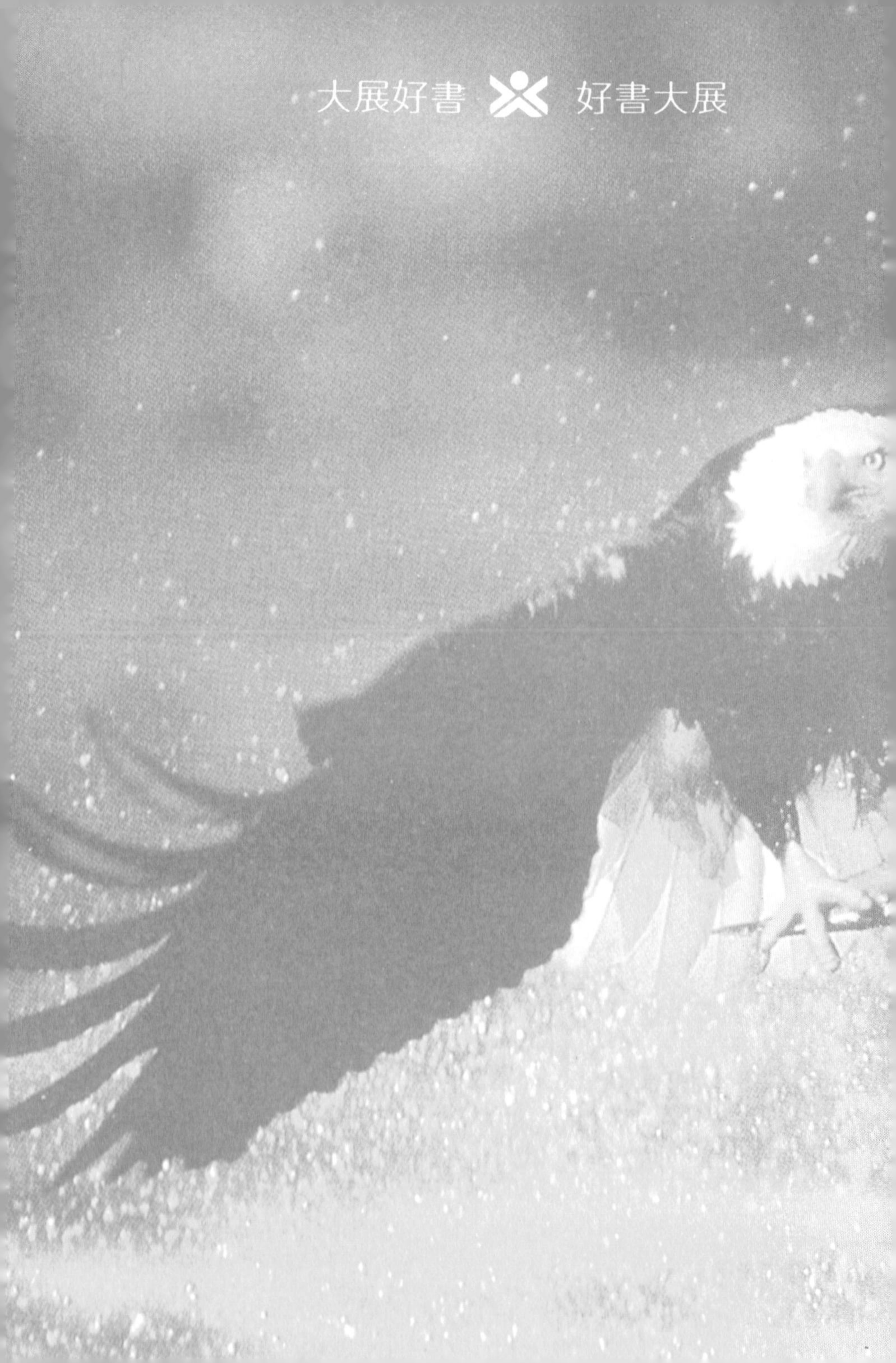
大展好書 好書大展